ÉTUDE

SUR

L'IRIDECTOMIE

Applications et Procédé opératoire,

PAR

LE Dr AMÉDÉE POMIER

INTERNE EN MÉDECINE ET EN CHIRURGIE DES HÔPITAUX DE PARIS,

CHEF DE CLINIQUE OPHTHALMOLOGIQUE DU Dr WECKER,

PARIS

J.-B. BAILLIÈRE ET FILS

LIBRAIRES DE L'ACADÉMIE IMPÉRIALE DE MÉDECINE

19, rue Hautefeuille, 19

1870

ÉTUDE

SUR

L'IRIDECTOMIE

Applications et Procédé opératoire.

PAR

Le D' AMÉDÉE POMIER

INTERNE EN MÉDECINE ET EN CHIRURGIE DES HÔPITAUX DE PARIS,

CHEF DE CLINIQUE OPHTHALMOLOGIQUE DU D' WECKER,

———

PARIS

J.-B. BAILLIÈRE ET FILS

LIBRAIRES DE L'ACADÉMIE IMPÉRIALE DE MÉDECINE

19, rue Hautefeuille, 19

—

1870

ÉTUDE

SUR

L'IRIDECTOMIE

Applications et procédé opératoire.

De toutes les opérations qui se pratiquent sur l'œil, l'iridectomie est assurément celle qui a reçu, dans ces derniers temps, les applications les plus nombreuses et les plus importantes. Aussi n'en est-il pas qui ait donné lieu à autant de discussions et de travaux, et reste-t-il aujourd'hui bien peu de choses à ajouter à ce qui a été dit sur ce sujet.

Mais en présence de l'intérêt qui s'y rattache, il ne sera peut-être pas tout à fait hors de propos d'envisager encore une fois la question dans son ensemble, et c'est ce qui m'a décidé à entreprendre cette thèse.

La première partie est consacrée tout entière à l'étude de l'iridectomie en général et de ses particularités les plus remarquables.

Puis, cherchant à rapprocher les données scientifiques actuelles de mes observations personnelles, j'ai essayé de préciser autant que possible la nature des applications que cette opération était susceptible de recevoir, d'en discuter la valeur sans parti pris, d'en signaler les inconvénients, aussi bien que les avantages, et de bien faire ressortir enfin les résultats qu'on était en droit d'en attendre.

La description du manuel opératoire occupe la dernière partie. Mais ici j'ai cru pouvoir me placer à un point de vue plus spécial, et préconiser surtout, comme rendant l'opération plus facile dans la majorité des cas, une simplification opératoire qui n'est certes pas nouvelle, mais qui n'avait été jusqu'à présent réservée qu'à quelques variétés de pupille artificielle, c'est la substitution du couteau droit de de Græfe, au couteau lancéolaire ordinairement employé pour l'incision de la cornée. On verra plus loin les raisons sur lesquelles je m'appuie pour proposer de généraliser l'emploi de cette méthode. Pour le moment, il me suffira de dire que sans résoudre, évidemment, toutes les difficultés que présente parfois l'iridectomie et qui exigent alors de l'opérateur une expérience et une habileté incontestables, ce procédé contribuera peut-être à mettre l'opération de la pupille artificielle à la portée du plus grand nombre de praticiens, et je n'ai pas besoin d'insister sur les avantages d'une pareille vulgarisation.

Tel est donc le double objet de ce travail. Il est basé, d'ailleurs, sur une série d'observations que j'ai recueillies soit pendant mon internat dans les hôpitaux, et surtout dans le service de mon savant maître, M. Cusco, soit dans les différentes cliniques ophthalmologiques de Paris. C'est ainsi que j'ai pu établir le relevé de près de deux cents opérations d'iridectomie. Cent cinquante d'entre elles se rapportent plus directement aux malades que j'ai observés, pendant les quinze derniers mois, à la clinique du Dr Wecker. On comprend que je ne puisse donner ici tous les détails relatifs à un nombre aussi considérable d'observations. Aussi ne ferai-je que les résumer, me réservant d'apprécier séparément les faits principaux qui ressortent de leur analyse.

On verra dès lors que, si les données générales de ce travail ont été puisées, dans l'enseignement de M. Wecker, je ne saurais cependant avoir la prétention de reproduire ici toutes ses idées sur ce sujet, pas plus que je ne voudrais le rendre responsable de toutes celles que j'expose dans cette thèse. C'est pour cela que j'ai eu soin de signaler chaque fois les opinions qui lui sont propres et les passages que j'ai empruntés à son *Traité sur les maladies des yeux*. Je suis heureux, du reste, de pouvoir en terminant, reconnaître publiquement combien je lui dois, dans la direction de mes études ophthalmologiques, et combien je m'honore d'avoir été à son école.

PREMIÈRE PARTIE

DE

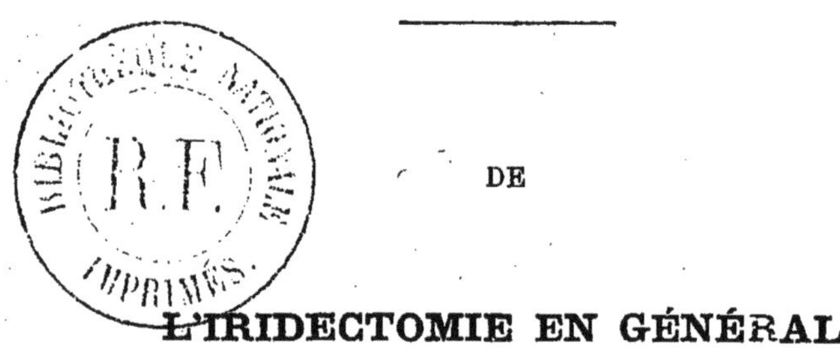

L'IRIDECTOMIE EN GÉNÉRAL

L'iridectomie, comme son nom l'indique, consiste dans l'excision d'une partie plus ou moins considérable du diaphragme iridien.

Suivant les indications qu'elle est appelée à remplir, elle peut être divisée en trois groupes principaux :

1° Elle est destinée à ouvrir une nouvelle voie aux rayons lumineux, quand la pupille normale est obstruée par suite d'affections diverses : c'est l'*iridectomie optique*.

2° Pratiquée dans un but purement thérapeutique, elle est dirigée contre des symptômes inflammatoires que le traitement médical ordinaire est impuissant à calmer, et elle mérite alors d'être appelée *iridectomie antiphlogistique*.

3° On se propose, en excisant l'iris, d'augmenter les chances de succès d'une autre opération, d'en diminuer les accidents ou d'en faciliter la manœuvre, et, considérant alors l'iridectomie comme une opération véritablement préventive, on peut lui laisser le nom d'*iridectomie prophylactique* que lui ont donné quelques auteurs (Sichel fils, *De l'Iridectomie*, 1866), ou bien l'appeler tout simplement l'iridectomie combinée.

Dans d'autres circonstances, l'iridectomie peut avoir un double but, et être à la fois antiphlogistique et optique. Cela se voit par exemple, quand elle sert à combattre les symptômes inflammatoires que présente un œil et qu'elle est en outre destinée à former plus tard une nouvelle voie pour les rayons lumineux,

Telles sont aujourd'hui les trois grandes classes d'indications de l'iridectomie. Mais on sait qu'elle est loin d'avoir toujours été envisagée à ces différents points de vue, et il n'est pas sans intérêt de voir par quelles phases elle a passé avant d'en arriver à la période actuelle.

Lorsque Wenzel père pratiqua cette opération, en 1780, il ne cherchait qu'à ouvrir un nouveau passage pour les rayons lumineux, dans les cas d'occlusion du champ pupillaire. D'autres après lui, et lui-même d'ailleurs, l'étendirent ensuite aux cas d'opacités centrales de la cornée, et telles furent pendant plus d'un demi-siècle les seules applications raisonnées que reçut cette opération. Aussi durant tout ce temps les perfectionnements qui lui furent imprimés ne sont-ils relatifs qu'au manuel opératoire.

L'iridectomie n'était en somme qu'une variété de pupille artificielle, la pupille optique de nos jours, et, si grands que fussent ses avantages sur les autres procédés (iridotomie, iridodialyse, corectopie), ils ne suffisaient réellement pas pour lui faire prendre dans la chirurgie oculaire le rang qu'elle devait y occuper plus tard.

Il faut arriver à notre époque pour voir l'iridectomie entrer, sous l'impulsion des recherches de Graefe, dans une phase toute nouvelle, et s'appliquer directement aux maladies inflammatoires du globe de l'œil. Ce n'est pas à dire cependant que personne ne se fût déjà préoccupé de l'idée de combattre certaines inflammations internes pour une intervention chirurgicale. Ainsi dès 1830, Mackenzie et Middlemore pratiquaient la paracentèse scléroticale dans le but de diminuer l'exagération de la tension interne qu'ils trouvaient dans le glaucome, et qu'ils regardaient comme une conséquence de l'augmentation de volume du corps vitré. De son côté, Desmarres paraît avoir, dès 1847, proposé de faire des paracentèses aussi larges que possible contre les affections réputées glaucomateuses, et caractérisées «par la pupille déformée, dilatée et immobile, le fond de l'œil d'une teinte grisâtre ou verdâtre, et une dureté toute particulière du globe » (1).

Mais il y a loin de là à une application méthodique d'un procédé opératoire. Aussi, peut-on dire que c'est à l'illustre professeur de Berlin que revient bien l'honneur d'avoir envisagé la question sous un jour tout nouveau et assigné surtout à l'iridectomie les indications qui en font véritablement l'importance.

On sait comment l'observation le conduisit à ses premiers essais. Ayant remarqué, dès 1853, que dans quelques cas de staphylômes partiels de la cornée et de la sclérotique, ces ectasies disparaissaient lorsque l'iridectomie était pratiquée pour remplacer la pupille normale, il chercha l'explication de ce fait, et partant de l'idée de Desmarres, il crut l'avoir trouvée tout d'abord dans la diminution de la tension interne que provoquait l'issue d'une certaine quantité de liquide de l'œil. C'est pour cela qu'il se contenta, dans les premiers temps, de faire de simples paracentèses, dans certains cas de staphylômes, d'ulcères de la cornée et même de l'affection mal connue alors sous nom de glaucome. Mais, malgré quelques succès, ces moyens restaient le plus souvent insuffisants, et c'est alors qu'il chercha à déterminer le rôle que pourrait jouer l'excision de l'iris dans la diminution de consistance de l'œil observée après toute opération de pupille artificielle. Une série d'expériences qu'il fit sur des yeux sains d'animaux auxquels il enlevait de fortes portions d'iris lui donna toujours le même résultat. Les yeux devenaien notablement plus mous. Restait à interpréter le fait. C'est alors que portant toute son attention sur la pression intra-oculaire, il en vint à considérer l'exagération de cette pression comme étant, sinon le point de départ, du moins la cause principale de tous les troubles que l'on observait dans les maladies de l'œil, dites glaucomateuses. En même temps il démontrait d'une façon incontestable que le meilleur moyen de combattre ces affections était précisément l'iridectomie (1857). On sait quel retentissement eut cette découverte,

____

(1) Galezowski, Compte-rendu de 189 opérations d'iridectomie pratiquées à la clinique du Dr Desmarres. Annales d'oculist., t. XLVII, 1862.

si féconde en résultats pratiques, et comment elle plaça Graefe au premier rang des ophthalmologistes modernes. Depuis ce moment, des travaux de toute espèce parurent sur la question en Allemagne et en Angleterre, et ne firent que confirmer les idées du professeur de Berlin. La France, de son côté, ne fut pas non plus étrangère à ce mouvement, témoin la remarquable discussion qui eut lieu en 1864, à la Société de chirurgie, au sujet de l'iridectomie et où les indications de cette opération dans le glaucome furent si nettement exposées par MM. Follin, Giraldès et Maurice Perrin.

Mais là ne fut pas le seul résultat de ces études. Tout en s'attachant principalement au glaucome et à l'emploi de l'iridectomie dans cette maladie, elles eurent encore un autre avantage, qui fut de fixer désormais l'attention sur l'usage de l'iridectomie dans certaines affections inflammatoires des différentes parties du globe de l'œil (iris, choroïde et cornée). Mais ici on se trouva, dès le début, en présence d'une opposition qui n'est pas encore complétement éteinte, et qui tenait surtout à la crainte que l'on avait d'exagérer par une intervention chirurgicale trop active, les phénomènes inflammatoires que ces affections pouvaient présenter. Aussi la pratique de l'iridectomie, dans des cas semblables, condamnée dès le principe par les ophthalmologistes les plus éminents, eut-elle d'abord quelque peine à se répandre. Peu à peu cependant on en vint à examiner les choses avec plus de mesure, et aujourd'hui tout le monde est d'accord pour reconnaître les services que peut rendre l'iridectomie antiphlogistique, quand on sait en raisonner l'emploi et l'appliquer à propos dans les maladies de la cornée, de l'iris, de la choroïde et de la sclérotique sur lesquelles je reviendrai plus loin.

En même temps Mooren, Schuft et Jacobson d'abord, puis de Graefe, dans son procédé d'extraction linéaire scléroticale modifiée proposèrent de combiner l'excision de l'iris avec l'opération de la cataracte, et lorsque je traiterai de cette variété d'iridectomie, on verra l'idée sur laquelle elle s'appuie et les résultats que ces procédés fournissent.

Tel est en quelques mots le cercle des applications successives que l'iridectomie a reçues jusqu'à ce jour et que je me propose d'étudier séparément.

Mais avant d'aller plus loin, je crois devoir m'occuper d'abord de la question qui domine la pathologie oculaire tout entière et sans l'intelligence de laquelle il est impossible de se rendre bien compte des effets physiologiques et thérapeutiques de l'iridectomie en général : je veux parler de la *pression intra-oculaire*.

Qu'est-ce en somme que la pression intra-oculaire ?

Comment agit-elle dans les maladies du globe de l'œil ?

Dans quelle série d'affections peut-elle éprouver des variations ?

Comment faut-il enfin interpréter l'influence que l'iridectomie exerce sur elle ?

C'est ce qu'il importe de déterminer.

De la pression intra-oculaire proprement dite.

A l'état normal, l'œil est soumis à certaines conditions de pression interne que les liquides contenus dans son intérieur exercent sur ses parois pour maintenir l'équilibre nécessaire au fonctionnement régulier des phénomènes nutritifs dont il est le siége, et pour lui conserver la forme et les courbures indispensables à l'accomplissement de la fonction visuelle.

Cette tension donne à l'œil une consistance particulière qui est, à peu de chose près, la même chez tous les individus, mais qui varie essentiellement, selon les différents états pathologiques (1). Pour qu'elle se maintienne dans les limites normales, plusieurs condi-

---

(1) Tout le monde a parfaitement conscience de cette sensation spéciale que le globe de l'œil donne au doigt ; mais, pour en apprécier exactement les variations, il faut, on le conçoit, une grande habitude et une certaine éducation spéciale du toucher. Aussi, afin d'éviter les causes d'erreur, si faciles quand on ne tient compte que de la sensation subjective, a-t-on cherché le moyen de l'enregistrer physiquement à l'aide d'appareils plus ou moins délicats. Plusieurs *tonomètres* ont été inventés dans ce but par M. de Græfe, d'abord, puis par Donders, Hasser, Wagner et d'autres. Mais ces instruments, il faut le dire, sont bien peu commodes à manier, et, partant, d'une faible utilité pratique. Quant à vouloir chiffrer exactement le degré de tension par les expressions de $+ \mathrm{Tn^1} + \mathrm{Tn^2} + \mathrm{T^3} - \mathrm{T^1} - \mathrm{T^2}$, etc., comme l'ont proposé Bowman et Testelin, il faut avouer aussi que ce moyen laisse bien à désirer. La plupart du temps on sera donc obligé de se contenter de la sensation fournie par le simple toucher.

tions doivent se trouver réunies : d'une part, c'est la sécrétion régulière des liquides intra-oculaires ; de l'autre, une résistance, de la part des parois, en rapport exact avec cette sécrétion. Or, cette sécrétion elle-même dépend essentiellement d'une libre circulation du sang dans les tissus vasculaires de l'œil, et d'une intégrité parfaite des parties sécrétantes qui sont, comme l'a démontré Ivanoff, les portions périphériques de l'iris et le tractus uvéal. De la sorte s'établit un équilibre parfait entre la sécrétion, l'exosmose et l'absorption interstitielle. Mais, que l'une ou l'autre de ces conditions vienne à changer, que la circulation de l'iris et de la choroïde se trouve, par exemple, entravée d'une façon quelconque ; que les parties sécrétantes viennent elles-mêmes à s'enflammer, ou, plus simplement, à subir un certain degré d'irritation, et aussitôt apparaîtront, d'après les lois de physiologie pathologique générale, une série de phénomènes variables dans leur intensité, mais qui auront ordinairement pour effet commun de produire une hypersécrétion de liquides. Que si, d'autre part, les parois de l'œil, plus ou moins inextensibles, opposent à cette hypersécrétion une résistance disproportionnée, on conçoit comment une pareille résistance entravant les phénomènes ordinaires d'exosmose, l'équilibre sera rompu au profit de l'hypersécrétion, et comment il en résultera une exagération de la pression intra-oculaire. On voit donc toute l'importance de cette rupture d'équilibre entre l'hypersécrétion et la résistance des membranes ; mais elle ne saurait cependant suffire pour résoudre complétement la question. Personne n'ignore, que certaines inflammations du tractus uvéal, loin de produire une exagération de tension, ont pour effet, ainsi que le remarque de Graefe, de faire prédominer l'absorption des humeurs de l'œil sur leur sécrétion, et de maintenir ainsi dans l'intérieur du bulbe une pression, soit normale, soit même inférieure à celle de l'état physiologique. D'autre part, on sait aussi que cette augmentation de pression peut se produire en dehors de toute inflammation primitive et appréciable du tractus uvéal. Il fallait donc chercher dans certaines conditions particulières la cause d'une pareille augmentation de pression et des conséquences qui en découlent. Ces conditions se trouvent-elles dans quelque modification spéciale des nerfs et des vaisseaux ? C'est ce qu'il nous faut examiner ici ?

Voyons d'abord ce qu'a produit l'expérimentation directe; et, à cet égard, je ne saurais citer avec trop d'éloges les travaux remarquables de MM. Grunhägen et Hippel, Wœlker et Hensen, Adamiück, Wegner et Stelwag von Carion (1).

Les premières expériences tendirent à faire admettre comme prédominante l'action du grand sympathique et, par suite, des vasomoteurs de l'œil. M. Wegner ayant, en effet, démontré qu'une section du grand sympathique au cou détermine constamment une dilatation des vaisseaux de l'œil et une diminution de pression accusée au manomètre (la sécrétion baissant, parce que le sang circule sous une pression moindre dans des vaisseaux élargis et à parois paralysées), on en déduisit qu'inversement une irritation du grand sympathique, soit directe, soit produite par une action réflexe venant du trijumeau (Schiff, Claude Bernard), peut amener à la fois la contraction vasculaire avec hypersécrétion, et, partant, une augmentation de tension du globe. C'est de là que sortit la théorie du glaucome, telle que l'ont formulée Donders et M. Wecker, pour lesquels cette maladie ne serait autre chose qu'une névrose de l'œil.

Dernièrement, la question est entrée dans une phase nouvelle. Tout en confirmant la théorie de Donders, les travaux de MM. de Hippel et Grunhägen contredisent cependant les expériences de Wegner, tendant à attribuer au grand sympathique le rôle principal dans l'exagération de la pression intra-bulbaire. Ces auteurs ont reconnu d'abord que la tension intra-oculaire est sous la dépendance de la pression sanguine en général, et qu'un obstacle à la sortie du sang veineux par les vasa-vorticosa peut produire une augmentation de tension, laquelle cependant n'est pas ordinairement assez élevée et assez brusque pour revêtir le caractère glaucomateux.

Puis, cherchant à déterminer le rôle qui revient à chaque nerf dans la pression intra-oculaire, ils ont conclu de leurs expériences : 1° Que les filets de la troisième paire ne peuvent qu'indirectement

(1) Je dois la communication de ces différents travaux à M. Wecker qui a bien voulu mettre à ma disposition pour ce qui est relatif à ce sujet, les épreuves de son *Traité des maladies du fond de l'œil*, qui est sur le point de paraître,

et passagèrement augmenter cette tension, au moment de la contraction des muscles droits, et la contraction des muscles intrinsèques de l'œil (sphincter de l'iris, muscle ciliaire) n'aurait pas plus d'influence.

2° Que le grand sympathique n'agit qu'indirectement par la contraction des fibres musculaires lisses de l'orbite, et par la difficulté qui en résulte pour la sortie du sang veineux de l'œil, ce qui est tout à fait à l'encontre des idées de Wegner.

3° Aucun nerf, par son irritation, ne donne lieu, comme le trijumeau, à une aussi grande augmentation de tension (dureté de bille de marbre), quand on l'irrite à son origine. L'augmentation est au contraire moins sensible, quand on l'irrite à la périphérie (instillation de nicotine).

Pour ces auteurs, l'exagération de pression serait donc le résultat d'une dilatation active des vaisseaux, d'un excès de tension latérale qui produirait une augmentation directe de la sécrétion. De plus, le trijumeau serait pour eux le nerf qui aurait, grâce à des filets propres, la plus grande propriété de dilater activement les vaisseaux de l'œil. Dès lors, il remplirait le rôle d'un nerf activant la transsudation et la sécrétion, et cette opinion ne serait pas trop éloignée de celle de quelques physiologistes, MM. Vulpian et Longet, entre autres, qui admettent des nerfs sécréteurs spéciaux, indépendants du grand sympathique.

On conçoit toute la difficulté qu'il y a à adopter une opinion absolue, au milieu de tant d'expériences contradictoires; et, tout en admettant comme démontré que la pression intra-oculaire est sous la dépendance d'une dilatation active des vaisseaux, il n'est pas facile de dégager la part qui revient, dans cette action nerveuse, au sympathique et au trijumeau.

La pathologie cependant semble donner quelque raison à ceux qui attribuent la plus grande influence au trijumeau. Bien souvent en effet on a vu des glaucomes se développer à la suite de névralgies des filets de la cinquième paire (branches sus-orbitaire et dentaire). On sait en outre que le glaucome secondaire a presque toujours sa source dans une irritation des nerfs ciliaires que provoquent les altérations des membranes de l'œil. C'est même là un point sur lequel de Graefe vient d'insister spécialement dans son dernier mémoire des Archives d'ophthalmologie, et ce n'est pas sans raison qu'il en arrive à considérer comme de véritables glaucomes secondaires, provoqués par une irritation des nerfs ciliaires, ces symptômes d'hypersécrétion et d'augmentation de la pression que l'on constate dans certaines affections de la cornée (pannus, cicatrices vicieuses), et d'autres fois à la suite de simples déplacements cristalliniens.

On voit donc qu'ici, comme en bien d'autres points, la pathologie vient en quelque sorte en aide à la physiologie pour l'interprétation de certains phénomènes, et, à moins de considérer tous ces faits comme des actions réflexes s'exerçant sur le grand sympathique par le trijumeau, on est bien obligé d'accorder à ce dernier nerf une influence prépondérante et directe sur l'augmentation de la pression intra-oculaire. Dans tous les cas, c'est bien dans le système nerveux qu'il faut chercher la cause de ces dispositions particulières dont je parlais plus haut, et qui semblent nécessaires pour que, à un moment donné, survienne dans un œil sain ou déjà malade, une exagération morbide de la tension intra-bulbaire.

Effets pathologiques de la pression intra-oculaire. — Après ce que je viens de dire, je n'aurai pas à m'arrêter longtemps sur les effets généraux que produit cette exagération de tension dans un organe aussi délicat que l'œil. Tout le monde connaît cet ensemble de symptômes dont la plupart ne sont autre chose que des phénomènes de compression : dureté plus ou moins considérable du globe de l'œil, dilatation de l'iris par paralysie de ses fibres motrices, refoulement de ce diaphragme en avant par les liquides sécrétés derrière lui en plus grande abondance, altérations de nutrition consécutives à la gêne de la circulation, douleurs plus ou moins vives par compression des nerfs ciliaires, refoulement du nerf optique en arrière et par suite excavation variable de la papille, pouls artériel, dans quelques cas, par difficulté de l'entrée du sang dans les vaisseaux de la papille, etc., etc., tels sont, avec des différences nombreuses d'intensité, les principaux caractères des affections glaucomateuses. Quant aux altérations fonctionnelles, elles varient aussi suivant l'intensité et la durée de ces phénomènes. Ainsi dans quelques cas, les troubles des milieux de l'œil expliquent suffisamment la perte de la vue.

D'autres fois, la diminution de la faculté visuelle ne reconnaît pas d'autre cause que la torpeur des éléments rétiniens due à la compression qu'ils éprouvent, ou bien l'anéantissement de la faculté de conduction sensorielle causée par l'étranglement qui s'exerce sur les fibres nerveuses au niveau de l'excavation. Aussi l'affaiblissement progressif de l'acuité de la vue et le récétrissement du champ visuel sont-ils deux signes qui ne manquent jamais quand il y a dans un œil une exagération de la pression intra-oculaire assez marquée pour nécessiter une intervention chirurgicale.

Cette intervention n'est autre que l'iridectomie elle-même, car c'est la seule qui puisse diminuer efficacement l'augmentation de tension et conjurer par conséquent les accidents qu'elle entraîne après elle.

De l'action physiologique de l'iridectomie. — Nous avons donc à nous demander comment agit alors l'iridectomie ? Mais ici la solution du problème est loin d'être facile. Malgré le nombre d'expériences faites sur ce point, elle est même encore à trouver, et ce qu'il y aurait de plus sage serait peut-être, comme le dit de Graefe, de se contenter des preuves empiriques du fait sans en chercher la cause. Bien des opinions ont été cependant émises à ce sujet. Je ne ferai que les résumer. Pour de Graefe, elle agirait peut-être, d'une part, en diminuant la surface sécrétante de l'iris et par suite en diminuant la quantité de liquide sécrété ; de l'autre, en relâchant le tenseur de la choroïde et en amenant la diminution de la pression par une modification imprimée à l'action de ce muscle. Pagenstecher s'explique ses effets par les modifications de la circulation choroïdienne, l'excision de l'iris diminuant la masse de sang veineux qui revient à la choroïde. Sichel se rapproche de cette idée en admettant que l'iridectomie n'agit qu'en faisant une émission sanguine aussi locale que possible et en amenant une déplétion du système veineux intra-oculaire. Pour Donders, elle ferait cesser la tension dont l'iris est le siége et en vertu de laquelle les nerfs sécréteurs du tractus uvéal se trouvaient excités à exagérer le produit de leur secrétion. Pour M. Wecker, on enlève par l'iridectomie un nombre plus ou moins considérable de filets nerveux sécréteurs, destinés à régler la pression intra-oculaire ; par suite on affaiblit l'énergie de la sécrétion, et dès lors la pression interne. D'autres enfin croient que l'iridectomie aurait le privilége d'exercer une action thérapeutique spéciale et encore inconnue. Au milieu de tant d'interprétations différentes, il serait, on le comprend, difficile d'accepter l'une ou l'autre d'entre elles d'une façon absolue.

Aussi s'est-on souvent demandé si, au lieu d'adopter une explication à l'exclusion de toute autre, il ne serait pas plus naturel d'admettre que les effets de l'iridectomie sont multiples et résultent précisément des différentes actions que j'ai indiquées. Cette opinion, il est vrai, a le défaut de toutes les opinions mixtes qui ne servent guère qu'à contenter un peu tout le monde ; mais elle se conçoit assez en présence des incertitudes qui règnent encore à cet égard, et la réserve est d'autant plus permise qu'on vient, tout récemment encore, de placer la question sur un autre terrain.

Ce n'est rien moins en effet que l'action elle-même de l'iridectomie qui a été mise en cause au dernier congrès ophthalmologique d'Heidelberg (1869), et la discussion qui s'est élevée à ce propos, est assez importante pour qu'il me soit permis, sans dépasser les limites de cette thèse, de m'y arrêter un instant.

Revenant un peu sur ses premières idées, et se basant sur ce que, d'après les recherches d'Ivanoff, la sécrétion de l'humeur aqueuse avait son siége principal à la périphérie de la chambre antérieure, M. Wecker émit cette hypothèse, qu'une large incision, pratiquée à la base de la chambre antérieure, produirait peut-être autant d'effet sans iridectomie qu'avec le concours de cette dernière. Dès lors l'iridectomie n'agirait pas autrement qu'une large paracentèse, et, poussant plus loin les conséquences de sa proposition, il se demanda si le mode de réunion des lèvres de la plaie qui, dans les cas de glaucome, n'est jamais très-intime et se rapproche beaucoup d'une cicatrisation cystoïde, ne pourrait pas concourir à assurer ultérieurement le succès de l'iridectomie, en établissant par la plaie une voie de filtration pour l'humeur aqueuse.

Ainsi posée, la question ne pouvait être résolue de sitôt. En effet, bien que plusieurs membres du Congrès, et, entre autres, MM. Arlt, Nagel, Mauthner, eussent observé, comme ils l'ont dit, quelques faits favorables à cette manière de voir, il était, avant de se pro-

noncer positivement, nécessaire d'entreprendre sur ce point des
expériences probantes, et d'essayer si réellement une large incision
de la chambre antérieure, faite ainsi que le veut M. Wecker, pouvait donner dans le glaucome les mêmes résultats que l'iridectomie.
Or, à moins de considérer comme telle l'opération d'Hancock, qui
n'est, en somme, qu'un débridement de la sclérotique, je ne sache
pas que ces expériences aient été faites dans les conditions susdites.
Quelquefois, il est vrai, de simples parencentèses, comme on le sait
depuis longtemps, et l'opération d'Hancock elle-même, ont pu pro-
curer un véritable apaisement des symptômes glaucomateux; mais
on n'ignore pas non plus que, la plupart du temps, elles ont été
insuffisantes, et que c'est là ce qui a décidé à recourir à l'iridectomie. Du reste, en supposant même que cette incision eût autant
d'avantages que l'iridectomie ordinaire, il y aura toujours une objection à faire : c'est qu'il ne paraît pas possible, ainsi que l'a
remarqué M. Wecker lui-même, de pratiquer une large plaie scléroticale près du bord de la cornée, sans qu'il en résulte un prolapsus
immédiat de l'iris. Du moins, on n'a pas encore trouvé un moyen
exact d'éviter ce prolapsus, et, dès lors l'iridectomie resterait
toujours comme une nécessité, ne fût-ce que pour éviter l'enclavement de l'iris, dont on connaît les inconvénients. Toute conclu-
sion à cet égard serait donc prématurée ; mais il n'en est pas moins
vrai qu'en assimilant l'action de l'iridectomie à celle d'une large
plaie, ni plus ni moins, l'opinion de M. Wecker peut jeter un nouveau jour sur cette question des effets de l'iridectomie.

Voyons maintenant ce qui concerne les phénomènes relatifs à la
cicatrisation de la plaie.

On sait que, dans quelques cas, et surtout quand l'incision scléroticale est trop périphérique, l'iridectomie est suivie d'un léger défaut
dans le mode de cicatrisation qu'affecte la plaie ouverte dans la sclérotique. Par suite de la pression qui s'exerce de dedans en dehors, sur
les bords de l'incision linéaire, la réunion ne se fait pas d'une manière uniforme, mais bien par des faisceaux cicatriciels isolés, rat-
tachés par une pellicule de tractus celluleux très-fins et recouverts
eux-mêmes par la conjonctive. C'est ce qu'on appelle une cicatrice
cystoïde. On la voit alors former une sorte de bourrelet que l'humeur aqueuse rompt, de temps en temps, pour s'infiltrer dans le

tissu sous-conjonctival. Disons-le tout de suite : cette cicatrisation vicieuse est, le plus souvent, le résultat d'un enclavement de l'iris, et elle est considérée comme pouvant devenir quelquefois une source de complications. Dans d'autres cas, au contraire, il est impossible d'expliquer sa production par un enclavement de l'iris qui n'existe pas; mais on n'en constate pas moins un léger soulèvement cicatriciel au niveau de la plaie. Or, ce soulèvement ne constitue-t-il pas lui-même une condition favorable pour le résultat définitif, en ce sens qu'il aide à la transudation lente et graduelle de l'humeur aqueuse à travers la plaie? Là est la question, et c'est désormais à l'expérience à prononcer. Déjà Critchett et Coccius avaient, il est vrai, conseillé de favoriser le suintement de l'humeur aqueuse par la plaie, au moyen d'un léger enclavement de l'iris; mais ce procédé fut vite abandonné, à cause de l'irritation fâcheuse qu'il occasionnait. Ce qui importerait donc, c'est de chercher à obtenir ce suintement sans enclavement, et de savoir jusqu'à quel point il peut être favorable. Évidemment, il y a là une idée. Elle porte sur des faits qui n'ont pas, jusqu'à présent, comme le dit M. Mauthner, beaucoup occupé l'esprit des chirurgiens; mais elle mérite désormais de fixer davantage leur attention.

Après ces données physiologiques sur l'action de l'iridectomie en général, il est facile de se rendre compte de ses effets thérapeutiques.

Des effets thérapeutiques de l'iridectomie, et de ses résultats.

Il ne faudrait pas croire d'abord que ces effets soient les mêmes dans tous les cas, et que l'iridectomie n'agisse que par son influence directe sur la pression intra-oculaire. Sans doute, cette action est prépondérante, et c'est surtout grâce à elle que l'iridectomie rétablit l'équilibre nécessaire pour la manifestation régulière des phénomènes nutritifs de l'œil, en même temps qu'elle remédie, quelquefois très-heureusement pour la vue, aux accidents produits par l'exagération de la pression interne. Mais, à côté de cela, il faut aussi tenir compte des effets complexes qui se produisent dans quelques circonstances. C'est ainsi que, dans certaines maladies de la cornée, ulcères plus ou moins étendus, perforations, abcès, l'iridectomie agit autant d'une façon mécanique qu'antiphlogistique.

La cornée, ayant en effet perdu sa force de résistance, cède à la
pression qui s'exerce sur elle de dedans en dehors; si l'on vient
dès lors à affaiblir cette pression par une excision de l'iris, on pla-
cera naturellement la cornée dans de meilleures conditions de réparation. D'autres fois, et cela surtout dans certaines formes d'occlusions pupillaires et de synéchies totales postérieures, où la communication des deux chambres de l'œil est totalement interrompue,
l'iridectomie agira, ainsi que l'a si bien démontré Bowman, en
rétablissant la communication entre les deux chambres. Souvent,
des synéchies multiples, par les tiraillements qu'elles exercent sur
l'iris, peuvent devenir la source de récidives continuelles. L'iridectomie, employée alors, aura généralement les meilleurs résultats, soit qu'elle rompe quelques-unes de ces adhérences, soit qu'elle
modifie l'état de tension de l'iris. Dans d'autres circonstances, l'iridectomie sera spécialement efficace contre les douleurs intolérables
qui tourmentent les malades et qui tiennent à la compression exercée sur les nerfs ciliaires, soit par les liquides hypersécrétés, soit
par des produits d'exsudation. C'est même là, il faut le dire, un des
effets les plus constants de cette opération; à défaut de résultat
visuel ou autre, elle réussit presque toujours à calmer les douleurs
mieux que ne le feraient de simples paracentèses; et ce n'est pas là,
on doit l'avouer, un de ses moindres avantages.

Il est impossible enfin de ne pas tenir compte de la détente salu-
taire que produisent, dans l'œil enflammé, l'évacuation directe du
contenu de la chambre antérieure et l'émission sanguine locale qui
se fait en même temps.

Ces principes étant établis, il serait absurde d'en tirer cette conséquence, qu'il faut se disposer à pratiquer l'excision de l'iris
dès qu'on voit un œil atteint d'une inflammation interne de quelque
gravité. Je ne m'arrêterais même pas à réfuter une objection de
cette nature, si on ne l'avait si souvent reproduite dans le but de
jeter de la défaveur sur l'opération en en montrant l'abus. Ici, comme
dans toute intervention chirurgicale, c'est une question de juge-
ment de la part de l'opérateur. Tout le monde sait qu'une iritis
simple peut guérir très-bien spontanément, que souvent des synéchies multiples n'ont aucun inconvénient réel, que certains ulcères
de la cornée finissent par se réparer tout seuls, et qu'en somme un

traitement médical approprié et bien dirigé dès le début, peut avoir parfaitement raison des affections de l'œil, les plus graves au premier abord. Il ne s'agit donc pas d'intervenir dans tous les cas indistinctement ; mais ce qu'il ne faut pas oublier, c'est que les maladies de l'œil les plus simples en apparence, peuvent, à un moment donné, offrir des complications menaçantes pour la vue. Il importe donc au plus haut degré, de saisir à temps les indications qui se présentent, et de ne pas hésiter à opérer dès qu'on le juge convenable.

Personne n'ignore, en effet, que l'efficacité d'une intervention active dépend le plus souvent, en chirurgie, du moment où elle a lieu. Cela est surtout vrai de l'iridectomie. Il est évident que si on la pratique à une période tellement avancée de la maladie que les lésions de nutrition sont déjà portées très-loin, le cristallin opacifié et le corps vitré ramolli, que la rétine, altérée dans sa structure, et le nerf optique, paralysé dans sa conductibilité sensorielle, ne peuvent plus servir pour la perception lumineuse, il est évident, dis-je, que l'opération sera alors sans aucun résultat effectif pour la vue. Aussi est-il extrêmement important de s'assurer, avant l'opération, de l'état de la perception lumineuse, et cela s'applique surtout à quelques formes de glaucome qu'il est tout à fait inutile d'opérer, quand ils sont absolus, à certains cas d'occlusions pupillaires, d'ectasies staphylomateuses et d'opacités considérables de la cornée derrière lesquelles se trouvent des décollements plus ou moins étendus de la rétine, ou un degré assez avancé d'excavation papillaire.

Il faut donc savoir tenir compte de ces complications, dont on s'assure par l'examen fonctionnel, et qui sont tout autant de contre-indications.

D'un autre côté, on ne doit pas oublier non plus que, même dans les cas les plus désespérés, mais où la rétine était relativement saine, on a vu l'iridectomie (j'en pourrais citer des exemples) amener une amélioration sensible au bout d'un temps plus ou moins éloigné. Souvent, en effet, les résultats de l'iridectomie sont très-longs à se montrer. Des malades à qui on l'avait pratiquée en désespoir de cause, reviennent au bout d'un certain temps avec une vision assez nette pour qu'ils puissent se conduire, et l'on est tout étonné, quand on les examine et qu'on compare leur état actuel avec celui qui avait nécessité l'opération, de trouver les milieux éclaircis et les symptômes d'irritation complétement calmés. Mais, à la vérité, il ne faut pas non plus trop compter sur tant de bonheur, et quand il n'y a pas d'indication précise ou qu'il existe quelque contre-indication, il vaut mieux savoir s'abstenir pour ne pas s'exposer à des mécomptes.

A ce propos, je ne dirai qu'un mot des accidents ultérieurs que l'opération peut occasionner et que, malades et médecins, affectent quelquefois de redouter tellement. A part des cas exceptionnels je ne crois pas que l'iridectomie puisse jamais être suivie d'accidents plus graves que ceux qu'elle est destinée à combattre. Il suffit pour partager cette opinion d'avoir pratiqué ou vu pratiquer un certain nombre d'iridectomies. Pour ma part, sur plus de 160 observations que j'ai recueillies avec soin depuis quinze mois et dont plusieurs se rapportent à des malades opérés en pleine période aiguë, je n'ai encore eu que trois fois des accidents à noter et une seule fois ils furent réellement très-graves puisqu'il s'agit d'un phlegmon de l'œil. C'était sur une malade opérée pour un pannus granuleux avec tendance à l'ectasie. Une iridi-choroïdite éclata trois jours après l'opération sans cause appréciable et alors que la malade, levée depuis deux jours, allait et venait dans la clinique, continuant à se faire panser l'autre œil; aussi ne sait-on pas au juste s'il n'y a pas eu là quelque infection. Quoi qu'il en soit une véritable panophthalmie s'ensuivit. L'autre accident est relatif à un homme opéré pour une irido-choroïdite ancienne avec très-mauvaise perception lumineuse, ce qui avait fait soupçonner un décollement rétinien. Le lendemain se déclarait une iritis intense, qui fut longue à se dissiper et fit perdre au malade tout le bénéfice de son opération. Enfin, dans le troisième cas, une iritis séreuse légère se montra, vingt-quatre heures après l'opération, chez une jeune fille opérée précisément pour une iritis à rechute rebelle. Mais l'inflammation disparut vite et le résultat définitif fut des meilleurs.

On peut donc conclure légitimement de ces faits :

Que l'iridectomie est une opération bénigne par elle-même; qu'elle peut être pratiquée sans danger dans l'état d'acuité de certaines affections de l'iris et de la cornée, et que, si elle n'arrête pas toujours les accidents, elle ne paraît pas non plus susceptible de les augmenter.

On voit par conséquent que je ne considère pas l'état aigu comme une contre-indication à l'opération, ainsi que l'ont fait plusieurs auteurs (1). Souvent en effet l'excision de l'iris est la meilleure manière de calmer les phénomènes inflammatoires. Quant à la douleur que provoque l'opération elle-même, et aux difficultés qui peuvent en résulter pour le chirurgien, le chloroforme, on le conçoit, en aura, le cas échéant, facilement raison.

J'en dirai autant pour ce qui concerne l'âge des sujets. On a prétendu qu'il fallait bien se garder d'opérer des enfants trop jeunes; mais je croirais volontiers que la proposition contraire est bien plus vraie. En proscrivant l'emploi de l'iridectomie à cet âge, on ne tient pas assez compte, il me semble, du développement que l'œil est appelé à recevoir ultérieurement et qui se fera d'autant mieux que cet organe sera placé dans de meilleures conditions de nutrition. C'est pour cela qu'il ne faut pas hésiter à pratiquer l'iridectomie lorsqu'une large perforation ou une opacité considérable, suite si fréquente d'ophthalmie purulente, aura plus ou moins compromis un œil. Des exemples nombreux m'ont démontré toute l'utilité qu'elle avait en pareille occurrence.

Que dire maintenant des différents états constitutionnels que peut présenter le malade? Faut-il les considérer comme une contre-indication? Pour ma part, je ne le pense pas. L'influence qu'une diathèse scrofuleuse, arthritique ou syphilitique est susceptible d'exercer sur la pathogénie de certaines maladies de l'œil n'est pas niable, et c'est une raison évidente pour engager à essayer avant tout le traitement général. Mais quand, par le fait de complications diverses, l'opération est devenue nécessaire, la diathèse ne saurait à mon sens constituer une contre-indication. Qu'une plaie guérisse moins bien en général chez un syphilitique et un scrofuleux, personne ne le conteste, surtout quand ces affections sont en pleine évolution; mais l'expérience a prouvé aussi que les opérations, pratiquées sur l'œil dans de pareilles conditions, n'offraient pas en somme plus de dangers que dans les circonstances ordinaires.

(1) Sichel fils, loc. cit.

Quant aux *résultats absolus* de l'iridectomie en général, on ne saurait prétendre à ce qu'ils soient jamais relativement aussi beaux que ceux de tant d'autres opérations de chirurgie oculaire, de la cataracte par exemple. Ici les membranes de l'œil et ses éléments sensoriels sont généralement intacts. Une seule chose empêche la vision, c'est la présence d'un cristallin opaque qui intercepte les rayons lumineux. Il suffit donc de l'enlever pour rendre ainsi à l'œil, à l'aide de verres correcteurs, toute sa faculté visuelle primitive, et quelquefois mieux. Dans l'iridectomie au contraire, la plupart des opérations qui la nécessitent ont gravement altéré soit ses membranes, soit ses éléments sensoriels. On comprend donc qu'elle ne pourra pas toujours restituer intégralement aux malades la vue qu'ils avaient perdue; mais en supprimant les causes d'altérations, elle mettra l'œil dans de meilleures conditions pour la vision, et si elle est pratiquée à temps elle sera peut-être suivie d'un retour complet à l'état antérieur de la vue. Il ne faut donc pas lui demander plus qu'elle ne peut donner, et on ne saurait trop insister sur ce point, parce que le public, et quelquefois les médecins eux-mêmes, ne se rendent pas toujours bien compte de la nature des résultats qu'on doit attendre de l'iridectomie.

DEUXIÈME PARTIE

DES

INDICATIONS PARTICULIÈRES DE L'IRI-DECTOMIE.

CHAPITRE PREMIER.

IRIDECTOMIE OPTIQUE.

Les affections qui peuvent obstruer la pupille normale et nécessiter par conséquent la création d'une nouvelle voie pour le passage des rayons lumineux, varient suivant qu'elles intéressent : A, *la cornée*; B, *le champ pupillaire*, C, *le cristallin*.

Affections de la cornée.

Opacités simples ou avec adhérences de l'iris. — Rien n'est plus fréquent, on le sait, que ces opacités plus ou moins considérables qui succèdent en général à des perforations ou à des ulcérations de la cornée, et qui, placées juste en face ou sur les bords de la pupille, empêchent les rayons lumineux d'arriver jusqu'à la rétine. Mais ici nous devons, au point de vue de l'opération, distinguer deux sortes de ces opacités. Les unes, complétement opaques et connues sous le nom de *leucomes* à cause de leur couleur blanc nacré, sont des altérations indélébiles, du véritable tissu cicatriciel qu'il est inutile de songer à faire disparaître, et dont on peut tout au plus corriger l'effet disgracieux au moyen du *tatouage* (1). Ces taches bien

(1) Voici en quoi consiste cette opération qui n'avait, que je sache, été essayée nulle part jusqu'ici, et telle que je l'ai décrite dans l'Union médicale : « On sait que certains leucomes de la cornée produisent un effet très-disgracieux par leur couleur blanc nacré qui contraste avec la couleur ordinaire de la pupille. On a tout employé, mais inutilement, pour les faire disparaître. Dernièrement M. Wecker essaya de pratiquer sur ces taches un véritable *tatouage*. Avec une aiguille creuse sur une face,

entendu, empêchent absolument la lumière de pénétrer jusqu'au fond de l'œil. Les autres, demi-transparentes, laissent bien passer une partie des rayons lumineux, mais elles gênent la vision encore plus que les précédentes, à cause de la diffusion qu'elles occasionnent et qui altère la netteté de l'image. Celles-ci ne sont pas plus que les premières susceptibles de disparaître spontanément; mais on peut quelquefois remédier à leurs inconvénients avec des lunettes sténopéiques. Dans la plupart des cas on sera cependant obligé de recourir à l'établissement d'une nouvelle pupille. Plusieurs procédés ont été employés dans ce but. Les plus modernes sont le déplacement pupillaire par *iridésis* et l'iridectomie simple. Dans ces derniers temps on avait même posé les règles des cas où l'une ou l'autre de ces deux opérations devait être exécutée de préférence. Ainsi on crut pouvoir réserver l'*iridésis*, tel que le pratiquait Critchett, pour les leucomes simples sans adhérences avec l'iris et pour les taches demi transparentes de la cornée. Le procédé consiste à déplacer la pupille normale en introduisant une partie de l'iris dans une plaie cornéenne et en maintenant la portion enclavée, soit à l'aide d'une ligature (Critchett), soit au moyen des adhérences naturelles qu'elle contracte avec les bords de la plaie (Wecker). De cette façon on espérait obtenir une nouvelle pupille avec toute la mobilité de l'ancienne, puis masquer partiellement la pupille préexistante et intercepter le passage des rayons lumineux par des parties défectueuses de la cornée, et enfin transformer, dans quelques cas, au moyen d'un enclavement double, la pupille en une fente très-étroite qui remplacerait pour le malade l'emploi de lunettes sténopéiques.

ou simplement avec une aiguille à cataracte préalablement trempée dans l'encre de Chine diluée, il fait sur le leucome une série de petites piqûres très-rapprochées. L'encre s'infiltre dans la trame de la cornée, et il reste une tache noire. En répétant cette manœuvre plusieurs fois, on arrive à recouvrir le leucome d'un pointillé noir très-serré qui prend bientôt une teinte foncée uniforme et masque la couleur blanche du leucome. Cette petite opération n'a jamais présenté le moindre inconvénient Elle n'est pas douloureuse (ces cicatrices de la cornée étant insensibles), et les malades peuvent aussitôt après reprendre leurs travaux. Pour obtenir un résultat marqué, il faut nécessairement faire plusieurs séances de tatouage. »

Ce procédé eut d'abord une grande vogue. On ne tarda pas à voir cependant que si ses résultats immédiats étaient très-satisfaisants, l'opération pouvait être suivie d'inconvénients assez graves. L'enclavement en effet, par les tiraillements qu'il exerçait sur l'iris, entretenait dans l'œil un état d'irritation continuelle, et celle-ci se communiquant aux nerfs ciliaires, finissait fréquemment par déterminer tous les signes d'un glaucome secondaire. Aussi l'*iridésis* a-t-il été peu à peu abandonné, et est-il aujourd'hui uniformément remplacé par l'iridectomie.

Du reste, pour qu'on pût appliquer ce procédé, il fallait que l'œil se trouvât dans certaines conditions qu'on ne rencontre pas toujours. Il était surtout nécessaire que la pupille normale fût parfaitement intacte et mobile. Or cet état est loin d'être le plus ordinaire. La plupart du temps, au contraire, les leucomes, résultant d'un ulcère perforant de la cornée, sont adhérents à l'iris dans une plus ou moins grande étendue. Tantôt cette adhérence est partielle et la pupille cependant n'est pas ouverte aux rayons lumineux; tantôt presque tout le bord de la pupille est compris dans l'ulcère et adhère par conséquent à la cicatrice, en diminuant la chambre antérieure; d'autres fois enfin, il y a accolement complet entre la cicatrice et l'iris et il en résulte un staphylôme partiel. Dans tous ces cas, on le conçoit, on ne saurait penser à faire l'enclavement, et la seule opération possible c'est l'excision d'une plus ou moins grande partie de l'iris en dehors de l'opacité. De la sorte on remédiera aux troubles optiques ; mais l'iridectomie pourra avoir encore un autre effet, purement antiphlogistique, quand ces leucomes adhérents, ainsi que cela se rencontre si souvent, menacent de devenir le point de départ d'un glaucome secondaire. Ainsi que le fait remarquer de Graefe, rien n'est plus commun que de voir un œil atteint de leucome adhérent, rester indemne pendant des années, et devenir, à mesure que le sujet avance en âge, le siége d'une attaque glaucomateuse. Et cela s'explique facilement, en laissant même de côté l'influence d'un iris susceptible de tiraillements dans une plaie; cela s'explique, dis-je, par la rupture d'équilibre dans le courant des deux chambres, leur isolement réciproque et la pression exagérée qui en résulte pour la zone de Zinn, le système cristallinien et la région ciliaire.

On comprend donc toute l'importance qu'il y a à traiter de bonne heure ces vastes leucomes adhérents, et à leur appliquer l'iridectomie avant que la complication glaucomateuse ait eu le temps d'éclater. La nouvelle pupille sera dès lors non-seulement optique, mais encore antiphlogistique; et cette considération n'est pas sans présenter un certain intérêt au point de vue de l'exécution même de l'iridectomie dans ces cas. On sait que, pour les pupilles optiques de ce genre, il est généralement recommandé de faire une petite excision n'embrassant pas toute la périphérie de l'iris, et laissant tout juste le passage nécessaire pour les rayons lumineux. Cette pratique a évidemment l'avantage de placer la nouvelle pupille, surtout quand elle est faite du côté interne, dans de meilleures conditions pour la vision; mais elle ne remplit pas suffisamment le but d'une pupille thérapeutique, qui doit être large; et c'est pour cela que, sans craindre outre mesure les éblouissements qui pourront plus tard gêner un peu la vision, une excision de l'iris périphérique, et telle qu'on la fait avec le couteau de Graefe, même du côté interne, me paraît encore préférable.

Il est, du reste, quelques règles particulières dont il faut savoir tenir compte, quand on fait l'iridectomie optique pour des leucomes adhérents. Ainsi, lorsqu'il existe encore une partie plus ou moins grande de l'ancienne pupille, il convient de ne chercher qu'à agrandir celle-ci. N'y a-t-il plus aucun vestige de cette ouverture : on doit pratiquer l'opération derrière le point de la cornée le plus transparent. On recommande aussi de bien faire attention à ne pas déchirer les adhérences; car souvent elles tiennent également à la capsule, et on pourrait, en la blessant, provoquer une cataracte traumatique. Ce conseil est certainement très-bon; mais je dois ajouter qu'il est souvent bien difficile de ne pas tirer tant soit peu sur ces adhérences en entraînant l'iris au dehors, et, pour ma part, je n'ai pas encore vu survenir alors d'accidents consécutifs. Il faut d'ailleurs savoir une chose : c'est que, derrière ces vastes leucomes adhérents, il n'y a pas toujours de cristallin, résorbé qu'il a été pendant le cours de l'affection première, sans compter les cas où il est sorti à travers la perforation elle-même. Le danger signalé n'est donc pas autant à craindre; mais il est bon d'en être prévenu, pour qu'on puisse se tenir sur ses gardes.

Affections du champ pupillaire. — Elles consistent généralement en des occlusions plus ou moins considérables qui font obstacle au passage des rayons lumineux. Mais, comme le plus souvent ces occlusions pupillaires succèdent à des maladies primitives de l'iris et du tractus uvéal, les exsudats qui les constituent ont non-seulement pour résultat d'intercepter les rayons lumineux, mais ils deviennent encore la source de complications nouvelles, soit en fermant toute communication entre les deux chambres de l'œil, soit en exerçant sur l'iris des tiraillements incessants. Dès lors, l'iridectomie dirigée contre ces affections est bien plus antiphlogistique qu'optique, et j'aurai, par conséquent, à m'en occuper dans le chapitre suivant.

J'en dirai autant de ces obstructions pupillaires qui surviennent après une opération de cataracte et qui revêtent la forme d'épaisses exsudations se déposant sur la fossette hyaloïde et la zone de Zinn. Elles se confondent ainsi avec des couches vitreuses de nouvelle formation, et constituent un diaphragme épais et résistant. Pratiquée dans ces cas, l'iridectomie est essentiellement optique, c'est vrai; mais il ne faut pas oublier non plus que, le plus souvent, elle aura pour but de combattre les accidents glaucomateux survenus sous l'influence de ces altérations, ou, tout au moins, de chercher à en prévenir le développement ultérieur. Quand on exécute l'opération dans ces conditions, on doit s'attendre à rencontrer toutes sortes de difficultés, qui tiennent ordinairement à l'induration avec épaississement, ou à l'atrophie elle-même de l'iris. On n'a pas à craindre, sans doute, de blesser un cristallin qui n'existe pas; mais on a quelquefois beaucoup de peine à attirer au dehors le moindre lambeau d'iris, et, dans deux faits que j'ai observés récemment, l'opération n'a eu, à cause de cela, aucun résultat appréciable. D'un autre côté, si l'on opère longtemps après les premiers accidents, le résultat visuel lui-même est singulièrement compromis par les lésions de la rétine et du nerf optique.

En terminant ce qui est relatif à ce paragraphe, je ne ferai que signaler, sans insister davantage, les cas si rares de persistance de la membrane pupillaire où l'on a proposé de faire l'iridectomie.

Affections du cristallin.

L'*iridectomie* seule peut être employée avec avantage contre certaines opacités du cristallin, et en premier lieu contre les cataractes dites *zonulaires*. On sait que cette cataracte, plus spéciale à l'enfance, se présente sous forme d'un disque très-régulier, pourvu çà et là de petites dentelures, et dont le centre est occupé par une plaque éclatante. L'opacité a donc pour caractère particulier d'être limitée à quelques-unes des couches du cristallin, et de rester le plus fréquemment tout à fait stationnaire. Dans ces conditions, il y aura donc souvent avantage à ne faire qu'une pupille artificielle sans toucher au cristallin, cette opération suffisant amplement pour ouvrir un nouveau passage aux rayons lumineux qui pénètrent jusqu'à la rétine à travers les parties périphériques de la lentille. Or, cette considération n'est pas sans importance. Les recherches de Knapp et de Volkmann ayant, en effet, démontré que les parties phériphériques du cristallin donnaient très-bien des images nettes, on comprend pourquoi les sujets opérés de cette façon n'auront pas besoin de porter plus tard des verres correcteurs, et seront ainsi dispensés de l'usage des lunettes, quelquefois si incommode quand il s'agit de personnes jeunes et dans certaines positions sociales (ouvriers, par exemple). Si donc on a lieu de croire que les autres parties du cristallin ne s'opacifieront pas, il vaut mieux faire une simple pupille artificielle qu'une extraction, dans la cataracte stratifiée. Reste à savoir maintenant ce qui convient le plus du déplacement pupillaire ou de l'iridectomie. Le premier procédé a été beaucoup préconisé, et il a effectivement des avantages incontestables ; mais, après ce que j'ai dit de ses inconvénients, je crois qu'on doit encore lui préférer l'iridectomie. C'est ce dont j'ai pu me convaincre dans deux cas où le succès a été complet, au point que l'un des malades avait une acuité = 2/3 et lisait le n° 4 1/2 de Snellen, sans lunettes.

J'en dirai autant de certaines opacités congénitales, quand elles sont circonscrites à la cristalloïde et aux parties antérieures du cristallin, et enfin des cataractes secondaires tout à fait centrales.

Quant aux cataractes traumatiques, l'iridectomie, si elle est faite

isolément, doit être optique par son emplacement, mais antiphlogistique par la nature même des accidents qu'elle est appelée à
prévenir.

Enfin je citerai en terminant, mais avec une grande réserve, certains cas de luxation incomplète du cristallin avec décentration de
cet organe où l'on pourrait être engagé à faire l'iridectomie pour
remédier aux troubles visuels occasionnés par le déplacement de la
lentille.

Les avantages d'une pupille optique faite dans de bonnes conditions, sont tellement évidents qu'il ne faut pas hésiter à la pratiquer
sur un œil, même lorsque l'autre voit distinctement, pourvu toute-
fois que la transparence d'une partie de la cornée et l'état de la
perception lumineuse laissent espérer pour la suite une vision assez nette. « En rendant ainsi au sujet l'usage de l'œil malade, alors
même que l'acuité de la vue ne devrait pas être aussi grande de ce
côté que de l'autre, on rétablit parfois la vision binoculaire, on élar-
git toujours notablement le champ visuel et l'on permet au malade
de s'orienter avec plus de facilité; en outre, on enlève à l'œil l'aspect terne et morne qu'il présente » (1). On a prétendu, il est vrai,
que l'on pouvait ainsi provoquer de la diplopie, et cette objection
aurait une certaine gravité si elle était fondée. Mais, comme le dit
encore M. Wecker, « il n'y a rien à craindre, du moment où
la transparence des milieux, l'intégrité de la réfraction et la conductibilité des éléments nerveux, sont suffisamment conservées. Les
rayons lumineux, émanant d'un objet placé à une distance convenable d'un œil pourvu d'une pupille artificielle, donneront toujours,
grâce à la déviation qu'ils éprouvent dans les milieux réfringents
leur image sur la tache jaune dès que l'axe optique sera dirigé sur
cet objet. Il est donc plus ou moins indifférent que la pupille soit
centrale ou excentrique. Des recherches récentes de Knapp et de
Volkmann, ont démontré que les parties périphériques du cristallin
peuvent encore fournir des images nettes. La conformation de la
périphérie de la cornée, lorsque celle-ci ne présente pas une anoma-
lie de courbure, soit congénitale, soit acquise (après la section de

(1) Wecker, Traité des maladies des yeux, t. I, p. 458, 2ᵉ édit.

cette membrane) n'altère pas notablement la netteté de l'image produite à travers la pupille artificielle. »

Cependant, on peut quelquefois constater réellement de la diplopie après une opération de pupille artificielle. Mais alors elle se produit de deux façons différentes: *passivement*, lorsqu'il existait une déviation antérieure de l'axe optique qui avait passé inaperçue ; *activement*, quand il se fait une déviation naturelle pour éviter l'image diffuse que donne par exemple une tache demi-transparente de la cornée, et quand le fusionnement des images ne peut s'effectuer à cause de l'inégale netteté avec laquelle apparaissent les objets. La même chose a lieu, lorsqu'il existe une différence notable dans la réfringence des deux yeux par suite de la résorption ou de l'absence même de cristallin du côté malade.

Règles opératoires générales. — Je ne ferai que les résumer, me réservant d'y revenir plus tard d'une façon spéciale.

1° Généralement, il convient de donner à la pupille optique de petites dimensions pour éviter au malade des éblouissements consécutifs. 2° Il faut, s'il y a moyen, placer la nouvelle pupille le plus près possible de l'ancienne. 3° Il est indiqué de la pratiquer dans la moitié interne plutôt que dans la moitié externe de l'iris, à la partie inférieure plutôt qu'à la partie supérieure, pour qu'elle ne soit pas cachée par la paupière. De toutes les parties de la cornée le quart supéro-externe sera le moins favorable pour la vision ultérieure. 4° Si l'on fait l'opération sur les deux yeux, on s'attachera à placer les nouvelles pupilles autant que possible du même côté, toutes deux en dedans ou en dehors. Enfin, dans d'autres circonstances, l'état de la cornée ne permettra pas le choix de l'emplacement et alors on sera naturellement obligé de pratiquer l'iridectomie au niveau de l'endroit le plus transparent.

CHAPITRE II.

IRIDECTOMIE ANTIPHLOGISTIQUE.

Après les détails dans lesquels je suis entré au sujet de l'iridectomie en général, il sera facile de se rendre compte des indications particulières de la pupille antiphlogistique. Je suivrai dans cette étude l'ordre des membranes, comme étant le plus simple, et je m'occuperai tour à tour par conséquent des maladies de la cornée et de la sclérotique, de l'iris et de la choroïde. Quant à la dénomination de *pupille antiphlogistique*, sous laquelle cette variété de l'iridectomie est aujourd'hui connue, je crois qu'elle doit être conservée de préférence à celle, plus simple, de *pupille thérapeutique*, parce qu'elle a au moins l'avantage de donner une idée soit de la manière dont elle agit dans quelques cas, soit de la nature des maladies qu'elle est destinée à combattre et qui dépendent toutes plus ou moins d'une irritation particulière des membranes de l'œil.

I. — MALADIES DE LA CORNÉE.

D'une façon générale, on peut considérer comme étant susceptibles d'être traitées par l'iridectomie toutes les maladies de la cornée, qui ont une tendance à l'ectasie, et celles qui, sous l'influence d'une irritation continuelle de ses nerfs viennent, à un moment donné, à se compliquer d'une augmentation variable de la pression intra-oculaire.

Le cadre en est par conséquent assez étendu. Voyons les plus importantes.

a. *Pannus.* — Toutes les formes de pannus ne sont pas, on le conçoit, justiciables de l'iridectomie. Tout dépend de la marche de la maladie. Le plus souvent en effet le pannus n'est pas une maladie primitive; tantôt il tient à la présence de granulations conjonctivales qui exercent un froissement continuel sur les couches épithéliales de la cornée, tantôt il est consécutif à une conjonctivite in tense ou à une kératite pustuleuse. Sous ces influences diverses, mécaniques ou autres, il se fait dans la trame épithéliale de la cornée une abondante production de cellules nouvelles et de vaisseaux ; de là l'opacification de la cornée et l'aspect particulier qu'elle doit à ces expansions vasculaires qui rampent à sa surface. Il est évident que, dans ces cas, l'indication principale est de faire disparaître la cause du mal et de s'attaquer surtout aux granulations. Mais l'affection peut aussi ne pas céder au traitement le plus régulier. D'abord, il n'est pas rare, ainsi que le fait remarquer de Graefe, de voir cette irritation continuelle des nerfs ciliaires amener une hypersécrétion notable des liquides avec augmentation de la pression interne, et donner lieu ainsi à un véritable glaucome secondaire. D'un autre côté, si la transformation des cellules de la cornée a été considérable, la masse intercellulaire en souffre et devient plus molle ; la cornée cède alors à la tension intra-oculaire et change de courbure : conséquence des plus fâcheuses pour la vue. D'autres fois il se produira un abcès ou un ulcère. A cette période, l'emploi de l'atropine, de paracentèses multiples et du bandeau compressif peut bien encore arrêter la maladie. Mais si ces moyens sont insuffisants et si l'œil devient de plus en plus dur au toucher, il faut se tenir pour averti et ne pas hésiter à pratiquer l'iridectomie. On doit alors la faire aussi large que possible ; la présence de granulations n'est pas une contre-indication à l'opération, car on n'a pas observé que cette particularité eût une influence fâcheuse sur la cicatrisation de la plaie.

b. *Kératite suppurative.*—Jusqu'à quel point l'intervention chirurgicale est-elle indiquée dans les abcès de la cornée? C'est là une question sur laquelle on est encore loin de s'entendre et qui mérite d'être examinée sérieusement. Ici d'ailleurs, comme dans toutes les autres affections, c'est sur la physionomie du mal qu'il faut se guider, et il importe au plus haut degré de distinguer les différents cas. Ainsi l'intervention chirurgicale ne sera d'aucune nécessité dans cette variété si commune de petits abcès superficiels *sthéniques* et qui marchent si bien vers la résolution, quand on les traite convenablement par l'atropine et les compresses d'eau tiède. Tout au plus pourront-ils se compliquer d'une exfoliation légère des couches épithéliales et donner lieu ainsi à de petits ulcères sans gravité. Il n'en est plus de même de cette variété d'abcès qui occupe les couches profondes de la cornée. Alors la génération d'éléments purulents en masse donne lieu facilement à une destruction totale ou partielle de cette membrane. En outre ils peuvent s'accompagner facilement d'iritis ; il se fait une hypergenèse considérable des éléments de la couche épithéliale qui tapisse la membrane de Descemet et un hypopyon se produit. On conçoit que dans des cas semblables l'hésitation soit permise avant d'intervenir directement. D'un côté, l'état d'inflammation dans lequel se trouvent tous ces tissus, de l'autre, les douleurs violentes qui en résultent, semblent être tout autant de contre-indications.

S'il s'agit de ces vastes kératites suppurées, véritables phlegmons diffus de l'œil, qui envahissent toute la cornée et en déterminent le sphacèle, il n'y a pas en effet d'autre parti à prendre que l'abstention, chirurgicale, s'entend. Mais il n'en est pas de même lorsque l'abcès est limité, comme dans ces variétés, connues sous le nom d'onyx, qui finissent presque toujours par se vider dans la chambre antérieure et par produire un hypopyon. De tout temps on a préconisé alors et pratiqué souvent avec succès, des paracentèses plus ou moins larges. De cette façon on vidait d'abord la chambre antérieure du pus qu'elle contenait et on déterminait dans l'œil une sorte de détente favorable. Mais cette méthode est quelquefois insuffisante, et c'est ce qui engagé à ajouter à la paracentèse, formée par l'incision de la cornée, l'excision de la portion d'iris qui est contiguë à l'hypopyon.

Dans les cinq cas où j'ai vu pratiquer cette opération, trois fois l'iridectomie n'a modifié en rien l'inflammation suppurative de la cornée. Dans les deux autres, l'inflammation s'est promptement circonscrite, et les malades n'ont conservé qu'une opacité partielle de la cornée avec adhérence de l'iris. L'un d'eux, encore en observation, sera probablement soumis à une nouvelle opération. Si peu encourageants que soient ces résultats, je ne crois pas cependant que l'iridectomie doive être complétement abandonnée dans des cas semblables. Elle présente, en effet, quelques avantages sur la paracentèse simple. Ainsi l'évacuation du contenu de la chambre antérieure, qu'il soit fluide ou concrété, s'effectue beaucoup plus facile-

ment par l'incision, faite en vue de l'iridectomie, que par une
simple ponction. De plus, il est à penser, d'après les raisons que
j'ai déjà données, que la section de l'iris n'est pas naturellement
sans influence sur la pression intra-oculaire et qu'elle place dès lors
la cornée dans de meilleures conditions de réparation. Quoi qu'il
en soit, j'ai quelques motifs pour la préférer encore à l'opération
que M. Sœmich vient de proposer récemment dans cette forme
de kératite ulcéreuse et suppurative qu'il décrit sous le nom d'*ulcus
serpens*. Elle consiste à enfoncer la pointe du couteau de Graefe au
niveau de l'abcès, et à la faire sortir en un point opposé du limbe
scléro-cornéal, puis retournant le tranchant en avant, on fait
une véritable section du tissu malade. On obtient ainsi une ouverture
suffisante pour l'évacuation du pus; les lèvres de la plaie ne se
réunissant pas immédiatement, il en résulterait une plus grande
facilité pour le suintement de l'humeur aqueuse et des produits
d'hypersécrétion. C'est même là ce qui constituerait un des avantages du procédé; de plus on n'aurait pas à craindre ainsi l'enclavement de l'iris, cette membrane n'ayant pas de tendance à se porter dans la plaie disposée de cette manière. Au premier abord je
n'étais pas, je l'avoue, très-disposé en faveur de cette opération,
Je ne croyais pas surtout qu'il pût être très-favorable d'inciser largement un tissu qui avait par lui-même tant de tendance à se spha-
céler. Les deux faits que j'ai observés récemment sont venus me
confirmer dans cette opinion. Dans un cas, l'évacuation du pus coa-
gulé par la plaie a été très-incomplète; la suppuration n'a pas tardé
a gagner toute la cornée et à en déterminer le sphacèle. Dans le
deuxième, la suppuration est restée limitée, mais par contre, il
s'est produit un large prolapsus de l'iris qu'il a fallu réséquer. On
ne peut pas, il est vrai, se prononcer d'après deux faits seulement.
Je ne crois pas toute fois que les avantages de ce procédé soient
suffisants pour le faire préférer à la paracentèse ordinaire ou à l'iridectomie. Dans celle-ci, en effet, l'incision pratiquée à la périphérie
de la chambre antérieure facilitera bien mieux la sortie du pus; de
plus, comme elle porte, à l'union de la sclérotique et de la cornée

sur un tissu relativement sain, la cicatrisation se fera dans de tout autres conditions.

Je me résumerai donc ainsi : Si l'abcès est circonscrit et l'hypopyon fluide, il faut d'abord essayer la paracentèse. Si la suppuration a de la tendance à s'étendre, et si la cornée cède à la tension interne, on pourra recourir à l'iridectomie et la pratiquer naturellement à la partie inférieure ou inféro-interne; c'est alors que le couteau linéaire sera, comme je le démontrerai, très-avantageusement employé.

C. — *Ulcères de la cornée.*

Ce qui caractérise cette maladie, c'est qu'il y a, dès le début, une tendance à l'élimination du tissu malade. Une fois cette élimination accomplie, la réparation ne peut se faire qu'autant que la cornée est placée dans de bonnes conditions de nutrition. Alors, le fond de l'ulcère se comble peu à peu par la prolifération de cellules cornéales de nouvelle formation, puis une couche épithéliale les revêt, et il ne reste souvent qu'une légère opacité à l'endroit où avait lieu la perte de substance. Mais une des causes qui opposent le plus d'obstacle à la réparation d'un ulcère, c'est une pression anormale exercée contre lui, et cela arrive toutes les fois qu'une partie de la cornée s'est considérablement amincie, de sorte qu'elle supporte ainsi la même pression que si elle avait conservé son ancienne épaisseur. Aussi l'emploi de l'atropine et des paracentèses répétées de la chambre antérieure est-il favorable à la guérison, en permettant pour quelque temps le relâchement de la cornée. Quelquefois cependant cette médication ne suffit pas, et on se trouve en présence de plusieurs ascidents. C'est ainsi qu'un hypopyon vient à se produire, qu'il soit ou non accompagné de phénomènes inflammatoires du côté de l'iris. L'intervention doit être alors plus énergique. « On s'efforcera (1) d'évacuer les masses purulentes en pratiquant largement avec le couteau lancéolaire et par le sclérotique une paracentèse le plus près possible de la cornée. Si l'on voit que cette simple opération faite deux ou trois fois ne parvient pas à arrêter les progrès rapides de la maladie, il faut, pour détendre la cornée et pour faciliter la guérison, recourir à l'iridectomie. D'ailleurs on doit nécessairement en venir à cette opération, puisqu'un ulcère étendu, accompagné

(1) Wecker, loc. cit.

d'une suppuration aussi considérable, laisse toujours sur la cornée une opacité assez large pour nécessiter l'ouverture d'une pupille artificielle. Pourquoi donc, forcé d'en arriver là, ne laisserait-on pas, pendant la période aiguë de la kératite, le malade jouir des bénéfices que cette opération peut avoir pour lui, comme moyen antiphlogistique? »

Dans d'autres circonstances les complications ne sont pas du même genre : Il y a d'abord *menace de perforation* ou bien *la perforation s'est produite.* Dans le premier cas, si les paracentèses et l'atropine, unies à une compression méthodique, n'amènent pas une détente suffisante, et si la membrane de Descemet, refoulée à travers la partie ulcérée, fait prolapsus sous forme de *kératocèle,* on pourra recourir à l'iridectomie, mais on devra user des plus grands ménagements, pour éviter précisément de compléter soi-même la perforation pendant l'opération. Si cela arrivait, il ne faudrait pas d'ailleurs s'en effrayer outre mesure, et le plus sage parti serait de continuer quand même l'opération. En excisant une partie de l'iris, il y aura moins à craindre qu'il fasse hernie par la plaie, ou que, venant à s'appliquer contre la partie ulcérée, il reste plus tard adhérent à la cicatrice.

Quand la *perforation* est achevée, l'iridectomie est loin d'être toujours applicable. Il n'y a pas du moins à y songer au moment même de la perforation. Il faut attendre alors, et voir comment la nature fera les frais de la cicatrisation. Plusieurs cas sont alors à considérer.

Si la perforation est considérable, l'iris en entier repoussé par le cristallin et la pression interne vient s'accoler à la plaie; si en même temps l'issue de l'humeur acqueuse a été assez brusque pour que le cristallin se soit échappé par la plaie, et que la surface de l'iris se trouve exposée à l'action de l'air et de la lumière, on comprend toute la gravité d'une pareille complication, et il est bien rare que l'œil ne soit pas complétement perdu. D'autres fois la perforation est moins étendue et s'est produite peu à peu. Lorsqu'elle est périphérique, une portion de l'iris s'engage dans la plaie, et ce qu'il y a de mieux, c'est encore de l'exciser pour que la cicatrisation s'opère régulièrement. Quand elle est centrale, le bord pupillaire se porte en grande partie, sinon en totalité, dans la plaie, et il en résulte une cécité plus ou moins prononcée, qui réclamera plus tard l'établissement d'une pupille artificielle. Jusqu'à-là il n'y a donc pas lieu d'intervenir directement. Il n'en est plus de même lorsque la cicatrisation est en voie de s'accomplir : on doit veiller alors à ce qu'un excès de pression interne venant à s'exercer sur le tissu cicatriciel ne le transforme peu à peu en staphylome. Dès qu'on reconnaîtra donc que la cicatrice cède à la pression interne et que le toucher révèle une tension exagérée de l'œil, l'iridectomie sera formellement indiquée. D'autres fois, la tendance à l'ectasie tient à une irritation locale, avec hypersécrétion de sérosité, que le cristallin luxé, à la suite de l'issue de l'humeur aqueuse, exerce sur les procès ciliaires. Si on est bien sûr du fait, il ne faudra pas hésiter à pratiquer l'iridectomie, et quelquefois même sera-t-on obligé d'exécuter, séance tenante, l'extraction du cristallin.

D'ailleurs, il est impossible, on le conçoit, de poser des règles précises à cet égard, le chirurgien devant avant tout s'inspirer, pour sa conduite, des indications qui se présentent.

Il me resterait à parler ici de cette variété d'ulcère de la cornée, désignée sous le nom d'*ulcus rodens*, et remarquable par sa marche envahissante et sa tendance au sphacèle. Quelques chirurgiens ont préconisé contre elle l'iridectomie dès le début. Mais pour ma part je n'ai pas d'expérience sur ce point et je ne saurais rien en dire de particulier.

En résumé donc, l'iridectomie est applicable, dans les ulcères de la cornée : 1° toutes les fois que cette membrane cède manifestement à la tension interne ; 2° quand il y a menace de perforation, l'excision de l'iris pouvant prévenir cette complication, ou du moins en atténuer les inconvénients ; 3° quand la perforation étant produite, il subsiste encore, pendant la période de cicatrisation, une augmentation de tension qui peut provoquer le développement d'un staphylome.

D. *Staphylomes cicatriciels*. — L'iridectomie ne s'adresse ici qu'aux staphylomes partiels. En effet, lorsque la cornée est transformée dans son entier en une saillie globuleuse de tissu cicatriciel derrière laquelle se trouvent l'iris accolé et le cristallin opaque ou luxé, il n'y a plus qu'à sacrifier un œil inutile pour la vision et qui n'est pour le malade qu'une source de tourments. Il n'en est plus de même quand on prend l'ectasie à son début : l'iridectomie est capable de donner alors les meilleurs résultats, et cela se comprend quand on songe que tout staphylome cicatriciel a pour cause, d'une manière générale, une augmentation de la pression interne pendant la période de réparation d'une plaie cornéenne. L'iridectomie venant diminuer d'une façon durable la pression intra-oculaire, on conçoit comment elle parvient non-seulement à arrêter les progrès de l'ectasie, mais encore à lui imprimer une marche rétrograde. Du reste une seule opération ne suffit pas toujours ; la tension interne augmente de nouveau, le staphylome, une fois affaissé, recommence à se distendre et l'œil devient dur au toucher ; il sera bon alors de répéter l'iridectomie, ou tout au moins de recourir à des paracentèses reitérées, et à l'emploi continu du bandeau compressif. La réunion de ces divers moyens rendra souvent les plus grands services et j'en ai pour ma part constaté l'efficacité dans quatre cas.

L'iridectomie sera encore indiquée lorsque le *staptylome s'est enflammé*, soit à la suite des tiraillements incessants de l'iris, soit à la suite de l'irritation que les paupières refoulées exercent sur la tumeur. L'opération sera très-utile, non pas tant pour rendre la vue aux malades, — car on ne doit guère compter là-dessus,— mais pour apaiser les douleurs si vives qui sont pour eux un véritable supplice. Chez deux personnes à qui M. Wecker pratiqua ainsi l'excision de l'iris pour des staphylomes enflammés avec des douleurs atroces et perte complète de la vue, le soulagement fut immédiat, et le staphylome ne tarda pas lui-même à s'affaisser notablement. Mais l'opération fut sans résultat pour la vue, bien que la cornée fût encore assez transparente au niveau de la pupille artificielle : il est probable qu'il s'était déjà formé une excavation de la papille, suffisante pour empêcher une perception quantitative de la lumière.

E. *Kératocone* et *cornée globuleuse*. Le kératocone ou cornée conique et la cornée globuleuse (ectasie sphérique pellucide), consistent en des anomalies de courbure exagérées, dont il faut probablement faire remonter l'origine jusqu'à la vie embryonnaire, soit qu'elles se développent sous l'influence d'une choroïdite disséminée , soit qu'elles tiennent à une extensibilité primitive de la cornée qui ne peut résister à la pression intra-oculaire. Dans tous les cas, ce sont des affections qui compromettent très-gravement la vue, et contre lesquelles le traitement médical est généralement impuissant.

Dans ces derniers temps, on a beaucoup employé l'iridectomie contre le kératocone. Cette opération avait deux buts : diminuer d'abord la pression intra-oculaire et puis ouvrir un passage aux rayons lumineux sur les limites de la cornée conique qui fournissent des images plus nettes. Bowmann avait même proposé de donner à la pupille la forme d'une fente étroite, semblable à celle d'un œil de chat, en pratiquant, dans le sens vertical ou horizontal, une double iridésis qui ferait l'office d'une lunette sténopéique Quand le kératocone n'est pas très-avancé, l'iridectomie peut certainement avoir des avantages réels, et elle a en effet été quelquefois suivie de très-bons résultats. Depuis quelque temps cependant, elle est généralement abandonnée dans ces cas, et on lui préfère le nouveau procédé de Graefe. Celui-ci consiste, comme on sait, à enlever une pellicule de cornée sur le sommet du cone; puis on cautérise cette partie tous les deux jours. Il se forme en ce point une véritable cicatrice indélébile, qui, par sa rétraction, diminue la conicité de l'ectasie. Il reste, il est vrai, un leucome assez disgracieux ; mais, à la suite de cette rétraction de tissu, la cornée se trouve placée dans de meilleures conditions pour la vision, une fois qu'on a choisi au malade les verres qui corrigent la myopie et l'astigmatisme tenant à l'excès de conicité. Deux fois, pour ma part, j'ai vu l'opération pleinement réussir et donner les résultats suivants :

Dans un cas, la malade ne lisait avec l'O. D. qu'à 2 pouces le n° 1 1/2 de Snellen. Avec O. G. à 3 pouces. Elle comptait les doigts à 8 pieds. S=1/10 ; six mois après S=1/2. Des deux yeux elle lit le n° 1 à 6 pouces.

Dans un autre cas, S=1/10 avant l'opération. La malade comptait les doigts à 8 pieds. Elle ne lisait que le n" 3 à 2 pouces. Après l'opération S=1/2. Elle lit le n° 1 à 5 pouces.

Quant à la *cornée globuleuse*, anciennement décrite sous le nom d'hydropisie de la chambre antérieure, je ne crois pas que l'iridectomie puisse présenter ici quelques chances de succès. Cela tient à ce que l'affaiblissement de la cornée, placé sous la dépendance d'une affection chronique spéciale de cette membrane, ou d'une altération congénitale de la choroïde, a toujours, quoi qu'on fasse, de la tendance à augmenter. D'autres fois l'hydrophthalmie est symptomatique du développement de quelque tumeur du fond de l'œil. Pratiquée dans ces conditions, on a vu l'iridectomie être suivie, tantôt d'une perte complète du corps vitré, tantôt d'une cyclite et d'hémorrhagies choroïdiennes qui ont entraîné la suppuration de l'organe. C'est ce qui fait dire à de Graefe que, dans cette maladie, le mot d'ordre doit être : *noli me tangere*. Si l'on se décidait à intervenir, il vaudrait mieux essayer les paracentèses, mais il ne faut songer à l'iridectomie qu'en dernière analyse. Si la tumeur atteignait un volume tel (buphthalmie) que l'occlusion des paupières devint impossible, et que l'action prolongée de l'air exposât l'œil à des inflammations, ce qu'il y aurait de mieux à faire ce serait encore de recourir à l'opération du staphylome.

G. *Troubles diffus* et *sclérose de la cornée*. — Je ne saurais terminer ce qui est relatif aux maladies de la cornée, sans parler d'une affection singulière, désignée par de Graefe sous le nom de *trouble diffus de la cornée* et qui réclame très-souvent l'application de l'iridectomie à cause des complications glaucomateuses qu'elle peut entraîner. Rien n'est plus variable du reste que l'aspect de cette opacité, et j'emprunterai à M. de Graefe les principaux traits de la description qu'il en donne. Souvent elle survient à la suite d'irido-cyclites et se présente sous forme de trouble cornéen pas plus large que 1 1⁄2 mil. disposé en bandelettes transversales le long de la cornée. Dans d'autres cas, l'évolution se fait en sens inverse. L'affection débute par le trouble cornéen et se termine par tous les signes d'un glaucome secondaire. La marche est des plus insidieuses : c'est d'abord une légère suffusion de la cornée sans données objectives bien apparentes et sans altérations fonctionnelles. Des mois, des années se passent ; le malade s'en préoccupe peu. Puis le bulbe devient dur ; une injection péricornéale se manifeste ; il se forme des synéchies postérieures multiples ; les fonctions visuelles baissent sensiblement. Pendant ce temps, le trouble cornéen augmente ; il est d'un gris peu tranché tirant sur le jaune et plus marqué vers les limites équatoriales ; peu à peu sa couleur devient gris mat, et l'opacité gagne en étendue. L'examen du fond de l'œil ne révèle d'abord rien de par ticulier; mais les signes d'une exagération de pression ne font qu'augmenter; la vue baisse tous les jours, l'opacité gagne de plus en plus le centre de la cornée, et si on laisse la maladie abandonnée à elle-même, tous les symptômes d'un glaucome secondaire ne tardent pas à éclater. Aussi ne faut-il pas, s'il y a moyen, attendre cette explosion glaucomateuse pour faire l'iridectomie. On doit la pratiquer, et aussi large que possible, sitôt que le praticien, guidé par l'expérience, a nettement posé son diagnostic et son pronostic; car elle arrêtera toujours momentanément la maladie et peut-être même définitivement dans quelques cas. Tels sont les caractères propres à cette singulière affection. Elle est rare du reste, mais il m'a semblé qu'on pourrait jusqu'à un certain point y rattacher ces formes d'opacités de la cornée qui, débutant également par des troubles diffus assez marqués, se terminent plus tard par une véritable *sclérose* de cette membrane. C'est ce que j'ai pu observer récemment sur un de nos malades. L'œil droit, pris le premier (car la maladie est généralement bilatérale), présente en ce moment une opacité, blanc grisâtre, qui occupe toute la cornée. Le globe lui-même est sensiblement diminué de volume, et c'est à peine s'il existe encore un peu de perception lumineuse. L'œil gauche s'est pris, il y a un an; l'opacité a commencé également par un trouble léger qui s'est accru chaque jour; elle occupe maintenant le tiers inféro-interne; elle est d'un blanc nacré, et diffuse sur les bords. Quand nous vîmes le malade, l'œil était dur et douloureux. Il lisait encore le n° 8 Snellen; mais sa vue, disait-il, s'en allait chaque jour. Quelques synéchies existaient dans le champ pupillaire; c'est alors qu'on a fait une iridectomie en haut. Dans les premiers temps une amélioration sensible suivit l'opération; les douleurs cessèrent complétement, et la maladie semblait nettement arrêtée. Mais depuis quelques jours, on peut constater que l'opacité a de nouveau tendance à s'étendre, et je ne serais pas étonné que la cornée ne finît par se scléroser complétement, comme celle de l'autre côté.

II. — MALADIES DE L'IRIS ET DE LA CHOROÏDE.

De toutes les affections de l'œil, il n'en est pas qui se complétent aussi facilement que les inflammations de l'iris d'une hypersécrétion de liquides, et, par suite, d'une exagération de tension avec tous ses effets. Aussi l'iridectomie est-elle très-souvent nécessaire dans ces diverses maladies. Il faut cependant savoir faire une distinction entre les cas : s'il est, en effet, des formes d'iritis qui réclament l'iridectomie, il y a en d'autres, et fort heureusement, comme je l'ai déjà dit, qui guérissent parfaitement sans opération et par le traitement ordinaire. Il s'agit donc de bien interpréter les différentes indications qui s'y rattachent.

1° *Iritis aiguë.* — D'une manière générale, l'iridectomie paraît contre-indiquée dans les diverses formes d'iritis aiguë. Ce n'est pas cependant qu'elle soit plus dangereuse alors que dans d'autres circonstances ; car, dans les cas où je l'ai vu pratiquer en pleine période aiguë pour calmer les violentes douleurs des malades, elle n'a jamais été suivie d'accidents, et elle a même amené dans l'œil une détente très-salutaire. Mais, sans la proscrire absolument, je ne la crois cependant qu'exceptionnellement nécessaire, parce que le traitement médical a le plus souvent raison de ces formes d'*iritis simples* ou *plastiques*, caractérisées par la production d'exsudats plus ou moins considérables dans le tissu de l'iris. On ne serait vraiment autorisé à la pratiquer que si les douleurs, occasionnées par la compression des nerfs ciliaires, étaient très-violentes ; et encore vaudrait-il mieux essayer d'abord les paracentèses.

De même pour l'*iritis séreuse.* On sait cependant que celle-ci est très-souvent disposée à récidiver, et, d'autre part, que l'hypersécrétion d'humeur aqueuse, légèrement trouble, qui la caractérise, peut très bien donner lieu, comme l'écrit de Graefe (1), à une notable augmentation de la pression intra-oculaire, et, par suite, devenir l'origine d'un glaucome secondaire. En présence de cette affection, il est donc naturel de se tenir sur ses gardes, et, si l'œil devient dur, si la chambre antérieure s'agrandit, de se trouver prêt à faire l'iridectomie. Celle-ci aura alors pour effet de rétablir l'équilibre des deux chambres et de prévenir des conséquences plus fâcheuses.

Quant à la troisième variété d'iritis aiguë, dite *parenchymateuse,* et caractérisée anatomiquement par un gonflement considérable de

(1) De Græfe, loc, cit.

cette membrane, avec hypergenèse des éléments du tissu cellulaire, sous forme de véritables végétations ou condylomes (iritis syphilitique), la première indication est d'insister plus que jamais sur l'atropine, le mercure et les diaphorétiques. Si un exsudat considérable menaçait d'amener l'occlusion de la pupille, ou si les condylomes syphilitiques prenaient un développement tel qu'ils en vinssent à remplir une grande partie de la chambre antérieure, on serait autorisé à exciser une portion de l'iris et à faire alors l'excision de telle sorte qu'elle comprît la partie de cette membrane qui paraîtrait le plus altérée.

Enfin, dans le cas d'*iritis purulente* d'emblée, l'iridectomie ne paraît pas indiquée immédiatement. On sait, en effet, que les hypopyons qui se produisent alors peuvent disparaître avec une grande rapidité. Il est donc prudent de s'en tenir d'abord à l'expectation, sauf à en venir ensuite à un moyen plus actif, paracentèse ou iridectomie, si cela était nécessaire.

2° *Iritis chronique.* — La tendance à la chronicité et à des complications diverses est malheureusement l'apanage de la plupart des affections de l'iris, et les conséquences souvent déplorables qui en résultent pour la vue s'expliquent naturellement par les connexions de cette membrane. Examinons, en effet, comment les choses se passent. Lorsqu'il y a eu production considérable d'exsudats, et qu'il est resté, après la période aiguë d'une iritis, des synéchies plus ou moins nombreuses qui adhèrent à la cristalloïde antérieure, ces synéchies exercent des tiraillements incessants sur l'iris, chaque fois que celui-ci vient à se contracter, et provoquent ainsi de nouvelles poussées inflammatoires. A force de se répéter, cette irritation finit par s'étendre jusqu'aux parties antérieures de la choroïde et par déterminer une cyclite plus ou moins franche. La pression s'exagère peu à peu, et c'est ainsi qu'on voit une maladie bénigne en apparence amener insensiblement la perte de la vue. On a rapporté la fréquence de ces rechutes à l'influence des diathèses, syphilitiques ou rhumatismales; mais, tout en tenant compte de cette influence, les récidives s'expliquent aussi bien par des effets purement mécaniques, et la preuve, c'est que l'iridectomie appliquée à propos en a le plus souvent raison, soit qu'elle agisse en détruisant une partie des adhérences, soit qu'elle modifie l'état de tension auquel l'iris était soumis.

D'autres fois, les complications sont dues à un autre mécanisme. Tantôt les exsudats ont produit une occlusion complète de la pupille; tantôt le bord pupillaire est fixé à la capsule par une *synéchie postérieure totale*. Dès lors, l'humeur aqueuse, sécrétée derrière l'iris, refoule ce diaphragme en avant; cette distension occasionne une nouvelle inflammation ; celle-ci peut se propager jusqu'aux procès ciliaires, et déterminer elle-même une hypersécrétion notable, avec augmentation de la pression intra-oculaire. L'œil devient dur et sensible au toucher; l'acuité de la vue diminue rapidement, et le champ visuel se rétrécit en proportion. En présence de ces accidents, on ne doit pas hésiter à pratiquer au plus tôt une large iridectomie. La détente qu'elle amène dans l'œil, l'évacuation du contenu de la chambre antérieure, l'émission sanguine locale qui s'y joint, tout agit ici favorablement, et la maladie ne tarde pas à changer de caractère. Il n'y a pas de chirurgien qui n'ait été à même de vérifier ce fait. Mais, pour obtenir un résultat de quelque valeur, il importe de ne pas tarder trop longtemps à faire l'opération; car on s'exposerait, autrement, à laisser la pression intra-oculaire exercer ses effets fâcheux sur le nerf optique.

3° *Irido-choroïdites*. — Ce que j'ai déjà dit de la propagation de l'inflammation aux parties antérieures de la choroïde me dispensera de revenir sur cette variété d'irido-choroïdites consécutives à une iritis. Restent donc les formes d'irido-cyclites qui débutent par le muscle ciliaire et les parties antérieures de la choroïde. On sait qu'ici des troubles notables dans les fonctions de l'œil précèdent généralement la manifestation des signes inflammatoires du côté de l'iris, et que cette membrane ne porte que tardivement l'empreinte d'une inflammation. C'est pour cela que les irido-choroïdites primitives peuvent échapper d'abord à l'examen direct; aussi les malades ne viennent-ils consulter qu'alors que les lésions sont déjà assez avancées, l'acuité centrale affaiblie, et le champ visuel considérablement rétréci. Les altérations que l'on constate et les indications d'une intervention chirurgicale varient donc suivant la forme d'irido-choroïdite, et suivant l'époque de la maladie. La forme séreuse, caractérisée par des opacités dans les parties antérieures du corps vitré, la dilatation et la paresse de l'iris, n'exige d'abord qu'un traitement médical rigoureux (iodure de potassium, transpirations, saignées locales). Mais si la tension de l'œil vient à augmenter, si le champ visuel se rétrécit, on est, par cela même, prévenu que l'iridectomie peut devenir nécessaire.

L'expectation sera bien moins permise dans la forme *plastique* d'irido-choroïdite. Dans celle-ci, en effet, des synéchies multiples ne tardent pas à se montrer; des exsudats plastiques et purulents, mêlés à du tissu de nouvelle formation, se déposent dans la trame et à la surface de la choroïde, et, en s'organisant, constituent des croûtes vasculaires souvent fort épaisses. Au milieu de ces désordres, le champ visuel, on le conçoit, se rétrécit de plus en plus; l'acuité centrale se réduit à presque rien. C'est alors le moment d'intervenir; car, en présence d'une occlusion du champ pupillaire déjà prononcée, ou d'une synéchie totale postérieure, on ne doit pas hésiter à pratiquer immédiatement l'iridectomie. Ainsi que le dit M. Wecker (*loc. cit.*, p. 418), « l'opération doit être exécutée, dans ce cas, de manière à comprendre dans l'excision une partie considérable de l'iris. L'iridectomie une fois terminée, il faut rechercher si l'emplacement de la nouvelle pupille n'est pas obstrué par des masses exsudatives; car on courrait alors le danger de la voir s'oblitérer. Les bords de la nouvelle pupille s'enflamment, ainsi que les masses néoplasiques et vasculaires qui occupent l'ouverture pratiquée par l'opérateur. Aussitôt, la nouvelle pupille oblitérée, il faut recourir à une seconde, et quelquefois, chez certains sujets, à plusieurs opérations successives, pour atteindre le but qu'on se propose; et, si l'on y arrive, non-seulement la maladie s'arrête, mais les altérations qu'elle a produites commencent à disparaître. »

J'ajouterai pour ma part que c'est ici surtout qu'il faut tenir compte, au point de vue du résultat, de ce que j'ai dit plus haut, à savoir que les effets de l'iridectomie sont souvent très-longs à se montrer, mais finissent toujours par amener une amélioration sensible dans l'état de l'œil. Si l'on ne fait pas d'iridectomie, au contraire, le tissu de l'iris s'atrophie peu à peu, par suite de la compression que subissent ses vaisseaux; la nutrition du corps vitré est chaque jour de plus en plus entravée, l'organe se ramollit et finit par s'atrophier lui-même. Pratiquée à cette période, l'opération n'est pas absolument sans dangers, car il peut se produire des hémorrhagies intra-oculaires qui amènent la suppuration de l'organe.

4o Irido-choroïdite maligne, ophthalmie sympathique. — C'est la plus grave certainement de toutes les formes d'irido-choroïdite. On sait qu'elle se développe sympathiquement dans un œil, lorsque l'autre présente, à la suite de blessures, du séjour d'un corps étranger ou d'affections diverses, des altérations qui se terminent par une phthisie plus ou moins prononcée de l'organe. Quant à la manière dont s'effectue la transmission sympathique, tout le monde reconnaît aujourd'hui que c'est par les nerfs ciliaires de l'œil malade, sous l'influence de la compression qu'exercent sur eux les produits d'exsudation de la choroïde et de la rétine altérées. La preuve en est dans les douleurs particulières et la sensibilité caractéristique que présente l'œil malade lorsque celui du côté opposé se prend. Aussitôt donc qu'apparaissent ces deux signes : sensibilité exagérée de l'œil atrophié, troubles commençants dans l'œil sain, il est généralement recommandé, pour s'opposer au développement d'accidents plus graves, de pratiquer l'énucléation de l'œil malade qui ne sert déjà plus à rien. Dès lors on voit tomber d'habitude les accidents en question, et on sauve l'œil menacé. Mais je suppose que l'on n'ait pu recourir à ce moyen, qu'il se soit déjà fait dans l'iris du côté sain une production rapide de masses néoplasiques vascularisées tapissant la face postérieure de l'iris et du corps ciliaire, que convient-il alors de faire ? Faut-il tenter d'abord une iridectomie ? Dans les premiers temps on avait beaucoup compté sur cette opération, et de Graefe lui-même insistait sur les avantages qu'on peut en retirer même à une période avancée de la maladie. Aussi cette pratique fut-elle adoptée par la plupart de ses élèves et colportée un peu partout. Mais les espérances qu'on avait fondées sur elle ne furent pas de longue durée. S'il est vrai, en effet, que l'iridectomie, en rétablissant la communication entre les deux chambres, combatte les phénomènes inflammatoires chroniques, il arrive aussi que ce procédé reste infructueux dans la plupart des cas. La pupille artificielle se ferme de nouveau ; des masses néoplasiques, caractéristiques de cette singulière affection, constituent en arrière de l'iris un second diaphragme d'une résistance telle que des pinces ou des crochets assez forts ne sauraient le déchirer et qu'il est souvent impossible d'attirer au dehors la moindre parcelle d'iris. En présence de ces difficultés opératoires et de ces insuccès, la plus grande réserve ne saurait être observée quand il s'agit de toucher à un œil atteint d'*iritis maligne*.

Ce qu'il y a encore de mieux, c'est de faire l'énucléation de l'œil malade, quelle que soit la période de l'ophthalmie sympathique, et celle-ci pourra alors, quoique très-lentement, prendre une marche rétrograde.

Mais après l'énucléation, convient-il d'agir aussitôt sur l'autre œil ? Si le mal était au début, il serait, dit-on, possible d'essayer l'iridectomie ; mais si les altérations sont déjà assez marquées, il est plutôt recommandé de s'en tenir d'abord à un traitement général et local approprié (mercure, atropine, compresses d'eau chaude), jusqu'à ce que la vascularisation de l'iris et la sensibilité de l'œil aient manifestement diminué. Le calme étant alors revenu dans l'œil malade, et la perception lumineuse ayant été d'ailleurs trouvée bonne, on pourra se décider à faire l'iridectomie. Mais dans ce cas, on sera souvent obligé de la combiner avec l'extraction du cristallin adhérent et plus ou moins opaque. L'extraction linéaire scléroticale sera alors employée de préférence, avec cette particularité cependant qu'avant de faire la contre-ponction, le couteau devra traverser l'iris et les croûtes vasculaires qui le tapissent. Cette manœuvre facilite singulièrement l'extraction du cristallin (de Graefe), et permet quelquefois d'arriver ainsi à frayer un passage aux rayons lumineux. On serait d'ailleurs d'autant plus autorisé à tenter cette opération, qu'elle est, bien qu'elle s'effectue sur un organe dont la nutrition est très-compromise, généralement exempte de dangers pour l'œil lui-même, ainsi que le prouvent de nombreux exemples.

5° *Corps étrangers, kystes et tumeurs de l'iris.* — Lorsqu'un corps étranger, après avoir pénétré dans la chambre antérieure, contracte des adhérences avec l'iris, ou reste profondément enclavé au milieu de son tissu, l'excision de la partie de l'iris qui contient le corps étranger, est nettement indiquée. Il faudra seulement prendre garde que pendant l'opération le corps étranger ne quitte l'iris et ne se plonge dans une partie de l'œil où il ne serait pas accessible aux instruments.

Si un *hyste de l'iris*, affection rare d'ailleurs, prenait un développement trop considérable, il serait également indiqué de réséquer la portion qui le supporte.

Quand c'est une *tumeur maligne* qui se montre primitivement sur l'iris, si on est alors bien sûr du diagnostic, on pourra essayer d'abord l'iridectomie ; plus tard, on serait forcé peut-être d'en venir à l'extirpation de l'œil lui-même.

Je ne parlerai que pour mémoire de certaines tumeurs propres de l'iris, tubercules, nævi-materni, télangi-ectasies, parce que je ne sais jusqu'à quel point il est permis de tenter alors l'iridectomie.

Enfin, je citerai en terminant les cas dans lesquels *une irritation spéciale de l'iris* peut nécessiter l'iridectomie, lorsque, par exemple, à la suite d'une blessure de la cristalloïde, les masses corticales subissent un gonflement plus ou moins considérable, et peuvent ainsi déterminer soit une iritis avec toutes ses conséquences, soit même, à la longue, des symptômes de glaucome secondaire. Il importe donc de surveiller attentivement la tension de l'œil et de se tenir prêt à pratiquer l'iridectomie, soit simple, et que l'on fera alors en dedans pour qu'elle serve en même temps de pupille optique, soit combinée avec l'extraction des masses cataractées.

De même pour certains *déplacements cristalliniens* simples qui peuvent, par des tiraillements exercés sur le corps ciliaire et l'iris, amener peu à peu un glaucome secondaire et réclamer l'application de l'iridectomie. Mais, comme le dit de Graefe lui-même, ces cas sont rares, à la vérité, et il est bien plus fréquent de voir éclater la complication glaucomateuse, lorsque le cristallin luxé est en contact avec des parties de l'œil déjà malades (abcès, ulcères de la cornée), ou logé dans une fosse staphylomateuse. Mais alors l'indication de l'iridectomie sera subordonnée à l'état de ces parties elles-mêmes.

III. — MALADIES DE LA CHOROÏDE.

Glaucome.

Tant de travaux ont déjà paru sur le glaucome et son traitement

qu'il reste maintenant bien peu de chose à ajouter à ce qui a été dit
sur ce sujet. Du reste, les détails dans lesquels je suis entré à propos de la pression intra-oculaire me dispenseront naturellement de
revenir sur ce point. L'augmentation de cette pression est, en effet,
le phénomène capital dans cette maladie; mais on ne doit pas oublier non plus que, pour qu'elle se produise, certaines conditions
déterminées sont nécessaires, et que des expériences nombreuses
tendent, comme je l'ai dit, à rattacher ces conditions à des modifications spéciales du système nerveux et vasculaire de l'œil.

C'est à ce point de vue qu'il faut se placer pour envisager les trois
formes de glaucome primitif admises par tout le monde et susceptibles d'être traitées par l'iridectomie. Ainsi le *glaucome aigu* ne saurait être considéré autrement que comme une forme d'irido-choroïdite, caractérisée par une abondante sécrétion de sérosité qui se fait
aux dépens de l'iris et du tractus uvéal et s'accompagne constamment d'une augmentation de la pression interne; mais cette inflammation elle-même, tout porte à penser qu'elle a son point de départ
dans une irritation directe et locale du réseau nerveux du tractus
uvéal. Partant de ce principe, la marche particulière du glaucome
aigu s'explique facilement par l'apparition brusque des accidents et
par la résistance anormale que les membranes de l'œil opposent à
la distension. Ce n'est pas sans raison que M. Wecker fait remarquer l'importance de ce défaut d'élasticité de la sclérotique. En
effet, elle établit un cercle vicieux pour l'irritation des nerfs ciliaires, qui, se trouvant de plus en plus comprimés et irrités, réagissent d'autant plus sur la sécrétion, jusqu'à ce que cette irritation
arrive elle-même à l'épuisement. Alors il se fait une résolution tem-
poraire, l'accès est fini; mais tôt ou tard une nouvelle attaque re-
viendra, s'il n'y a pas eu d'intervention active. Cette forme à accès
est caractéristique de la maladie, et je crois qu'on pourrait difficile-
ment l'interpréter autrement que par une irritation brusque et
intermittente des nerfs ciliaires.

Qu'au lieu d'être brusque et de rencontrer une résistance anormale de la part des enveloppes de l'œil, la pression interne
augmente sensiblement et que les membranes n'y opposent qu'une
résistance modérée, on aura alors une seconde forme de glaucome,
sans accès proprement dits, mais avec des conséquences ultérieures,

pour la vision et la nutrition de l'œil, analogues à celles de la forme précédente.

Quant à la troisième variété, ce qui la différencie des autres, c'est l'absence de phénomènes inflammatoires. Aussi ne fut-elle pas d'abord rattachée au glaucome, et de Graefe lui-même la désigna-t-il quelque temps sous le nom d'*amaurose avec excavation du nerf optique*. Mais aujourd'hui tout le monde reconnaît qu'elle tient à une augmentation lente et progressive de la pression intra-oculaire, et ici la théorie nerveuse intervient encore à juste titre, en plaçant cette exagération de pression sous la dépendance d'une irritation des nerfs sécréteurs; d'un autre côté, comme l'intégrité du globe de l'œil n'autorise pas à y chercher le point de départ de l'irritation qui agit sur le nerf d'une façon continue, il est probable qu'elle a lieu en dehors de l'œil, soit dans les filets du trijumeau, soit, par action réflexe, dans le grand sympathique lui-même.

Du reste, ces différentes formes de glaucomes ne sont pas toujours aussi distinctes qu'on pourrait le croire. Ainsi le passage de l'état simple à l'état sous-aigu peut se faire sans transition, de même que l'état aigu peut se développer dans le cours d'un état chronique antérieur. Aussi convient-il de ne pas trop insister, au point de vue des indications thérapeutiques, sur le plus ou moins d'acuité des phénomènes inflammatoires ou sur leur absence complète, mais bien plutôt de s'appuyer sur le caractère essentiel de l'affection, c'est-à-dire l'exagération de la tension interne et la compression des nerfs intrinsèques de l'œil.

C'est même là ce qui fait que le cadre des *glaucomes secondaires* s'est si considérablement agrandi dans ces derniers temps. Comme j'ai déjà suffisamment parlé de cette variété à plusieurs reprises, je ne m'y arrêterai pas plus longuement ici. J'ajouterai seulement que ces glaucomes secondaires sont encore assez fréquents, et depuis que l'attention est fixée sur ce point, les exemples s'en multiplient certainement tous les jours. Bien des complications, survenant par exemple à la suite d'iritis et de kératites à répétition, qu'on n'aurait pas, il y a trois ans à peine, songé à ranger dans la catégorie des glaucomes, personne n'hésite à les considérer aujourd'hui comme tels, et cela tient évidemment à ce qu'on se fait une idée bien plus nette de ce qu'il faut entendre réellement par ce mot.

Tout est donc dans l'exagération de la pression intra-oculaire, et partant de ce fait que l'iridectomie est le seul moyen de la combattre efficacement, la question consiste à savoir : *A quel moment on doit la pratiquer, et quel résultat on est en droit d'en attendre, suivant la période à laquelle on y aura recours.*

1° *Glaucome aigu.* — Trois points principaux sont à examiner ici : *Faut-il opérer dans la période prodromique ? Faut-il opérer pendant l'accès ou bien attendre la rémission qui lui succède ? Jusqu'à quelle époque l'opération présente-t-elle des chances de succès ?*

En ce qui concerne la période prodromique marquée, comme on sait, par des signes d'hypermétropie et de presbyopie, et de légères douleurs orbitaires, précédant fréquemment l'attaque, deux cas sont à considérer. Il est rare d'abord que l'on soit consulté dès les premiers accidents, les malades et les médecins les rapportant le plus souvent à toute autre cause. Mais en admettant que l'on soit consulté à temps, l'hésitation est quelquefois permise avant de se décider à intervenir quand les symptômes ne sont pas trop bien marqués. Au contraire, pour peu qu'ils soient accusés et se répètent à de courts intervalles, pour peu qu'on trouve en même temps une augmentation sensible de la tension du globe, lors même que la papille ne serait pas excavée, je crois qu'on sera dès lors suffisamment autorisé à intervenir. Mais si la temporisation est concevable quand il s'agit d'un seul œil, l'autre étant déjà sain, elle est absolument interdite quand les symptômes précurseurs se montrent sur le second œil, l'autre étant déjà glaucomateux. Il faut alors opérer dès leur apparition, surtout s'ils sont accompagnés d'un obscurcissement marqué de la vue, et il le faut d'autant plus que c'est alors que l'iridectomie a le plus de chances de succès.

Quand l'attaque glaucomateuse est formellement déclarée et reconnue, quelques auteurs sont d'avis de différer l'iridectomie jusqu'à la période de rémission, se basant sur ce que l'opération serait, pendant l'accès, trop douloureuse pour le malade et trop difficile pour le chirurgien. Le plus grand nombre cependant pensent, et je suis de cet avis, que la temporisation dans des cas de cette nature serait une faute, parce qu'elle pourrait permettre à la maladie de créer des désordres plus graves, et pour la réparation desquels l'opération serait désormais impuissante. Du reste l'excision de l'iris est encore le meilleur remède qu'on puisse opposer à l'état aigu lui-même, car son premier effet est de débarrasser précisément le malade des douleurs ciliaires intenses dont il est tourmenté.

Si on n'est consulté que plusieurs jours après l'attaque, et alors seulement que les malades profondément débilités par l'insomnie et la douleur, distinguent à peine la lumière de l'obscurité, l'opération sera certainement moins favorable qu'aux premières heures de l'invasion, mais on doit cependant y recourir. D'abord elle fait disparaître les douleurs, ce qui n'est certes pas à dédaigner; puis elle est encore susceptible de ramener la vue à de meilleures conditions.

Il y a cependant des limites qu'il convient de ne pas dépasser. Ainsi la *première quinzaine* après l'attaque paraît être l'époque où l'on a le plus de chances de succès. Plus tard les résultats sont beaucoup plus douteux. On a cependant noté des cas (Bowman) où la vision était revenue après une iridectomie pratiquée au trente-cinquième jour du premier accès, et alors que toute perception lumineuse avait déjà disparu. Mais ces faits sont exceptionnels; ordinairement il faut qu'il y ait encore un reste de perception lumineuse, et alors, si peu qu'il y en ait, on peut espérer un certain résultat. C'est ce que j'ai observé sur une dame opérée au dix-huitième jour de l'attaque avec très-peu de perception lumineuse, et qui est parvenue à lire plus tard le n° 12 de Snellen.

En résumé donc, il faut, dans le glaucome aigu, pratiquer l'iridectomie pendant l'accès, s'il y a moyen, et dans tous les cas, le plus tôt possible après l'accès. Non-seulement l'iridectomie fait disparaître promptement les signes de l'inflammation; mais encore elle restitue bientôt aux milieux de l'œil leur transparence, et favorise le retour à la vision, en rétablissant la sensibilité rétinienne.

Le maximum d'amélioration s'obtient d'habitude après deux ou trois septénaires. Quelquefois cependant cette amélioration ne se fait pas aussi régulièrement, malgré la transparence des milieux, et, si l'on examine le fond de l'œil, on en trouve la raison, non pas dans la papille, qui n'est pas ordinairement excavée, comme on sait, dans cette forme de glaucome aigu, mais dans la présence d'hémorrhagies rétiniennes. C'est en effet là, il faut le dire, une complication qui se présente quelquefois après l'opération de l'iridectomie dans le glaucome. De Graefe a beaucoup insisté sur ce point, et attribue leur production à la diminution trop brusque de la pression intra-oculaire, qui facilite la rupture des vaisseaux gorgés de sang; et cela d'autant mieux que, chez certains sujets, les parois de ces vaisseaux sont déjà plus ou moins altérées. Mais il ne faudrait pas confondre ces apoplexies avec celles qui se produisent, avant l'opération, dans certaines formes de glaucome hémorrhagique encore mal connues, et sur lesquelles je reviendrai plus loin. Du reste, je dois ajouter aussi que l'on a peut-être exagéré la fréquence de ces hémorrhagies rétiniennes après l'iridectomie. Sur les 22 cas de glaucome, dont 6 aigus, que j'ai observés avec soin, je ne les ai constatées que 2 fois après l'opération, et elles n'ont pas empêché la vision de s'améliorer très-sensiblement chez les deux malades. C'est d'ailleurs ce qui arrive d'habitude. Elles diminuent certainement la finesse de la vue; mais, à moins de siéger sur la macula, elles ne nuisent pas considérablement à la vision elle-même (de Graefe.)

2° *Glaucome inflammatoire chronique.* — Ce qui distingue cette forme de la précédente, c'est, comme je l'ai dit, l'absence d'accès caractéristiques, et, outre les troubles des milieux, une tendance particulière de la compression intra-oculaire à s'exercer sur l'expansion du nerf optique. Elle est souvent la conséquence du glaucome aigu, lorsque, pour une cause ou pour une autre, l'opération n'a pas été faite après le premier accès. Il se manifeste alors une succession continuelle de phénomènes inflammatoires subaigus : douleurs ciliaires et orbitaires à un faible degré, photopsies moindres que dans le glaucome aigu, mais existant cependant; peu à peu, dilatation et immobilité de la pupille qui paraît gris verdâtre sombre; aspect enfumé et comme décoloré de l'iris; trouble de l'humeur aqueuse; altérations et insensibilité de la cornée; vascularisation sous-conjonctivale plus ou moins prononcée. En somme, l'œil présente une apparence glaucomateuse spéciale, laquelle, jointe à l'excessive dureté du globe, suffit pour le diagnostic, quand on a une certaine habitude de ces sortes d'examens. Le doute n'est plus permis si l'on constate l'excavation de la papille et le cercle atrophique qui se montre d'ordinaire autour de l'anneau sclérotical. En même temps, l'on observe des modifications profondes de la vue, une diminution de l'acuité centrale et un rétrécissement caractéristique du champ visuel; celui-ci commence à se restreindre par la moitié interne, sauf à gagner ensuite la partie supérieure et inférieure, de façon à être bientôt réduit à une simple fente plus étendue en dehors qu'en dedans, et à s'abolir enfin complétement.

Quelle est alors la conduite à suivre, et *que peut-on attendre de l'iridectomie?* Ici, il faut l'avouer, cette opération rend bien moins de services que dans la forme aiguë, et cela s'explique suffisamment, d'abord par les altérations de nutrition que la rétine et la choroïde ont déjà subies, puis par l'étranglement progressif des fibres nerveuses, au niveau de l'excavation. Si les modifications que présente cette excavation ne sont pas portées très-loin, l'iridectomie fournira quelques bons résultats ; dans le cas contraire, il y a peu à espérer de l'opération. Du reste, à moins que le glaucôme ne soit absolu, il faudra toujours opérer, et cela au plus vite. Chaque jour de retard, en effet, augmente les désordres de l'œil, et, *deux mois après le début,* l'iridectomie n'aura guère plus de chances de succès. Opérer le plus tôt possible est donc la règle dans le glaucôme inflammatoire chronique. Si l'iridectomie n'a pas toujours pour résultat d'améliorer sensiblement la vision, elle arrivera cependant à arrêter le plus souvent les progrès de la maladie, et ce n'est pas peu de chose. D'autres fois, elle sera très-utile pour combattre les douleurs et pour prévenir les altérations qui peuvent, à un certain moment, se montrer dans la cornée anesthésiée (ramollissement, ulcérations) quand la pression intra-oculaire est trop forte. Dans d'autres cas, ainsi que le remarque M. Wecker, et que j'ai pu le vérifier moi-même, elle arrivera à entraver le développement des opacités cristalliniennes consécutives aux troubles de nutrition. Pour ma part, voici les résultats que j'ai notés dans 10 cas de glaucôme inflammatoire chronique.

Deux fois il n'y a pas eu la moindre amélioration, l'opération ayant été faite, du reste, alors qu'il n'y avait presque plus de perception lumineuse.

Une fois, l'acuité est revenue à $S=1/2$; une autre fois à $S=2/3$; auparavant, les malades comptaient à peine les doigts à 10 pieds.

Quatre fois les malades ont pu y voir à se conduire.

Deux fois enfin, ils n'ont gagné qu'un peu de vision excentrique.

On voit donc qu'en somme, il faut se montrer très-réservé à l'é-
gard des espérances que peut donner l'iridectomie dans cette forme
de glaucome ; mais, comme les malades ont, d'autre part, tout à
gagner et rien à perdre à l'opération, celle-ci sera, la plupart du
temps, nettement indiquée.

3° *Glaucome chronique simple.* — Principalement caractérisée par
une excavation de la papille du nerf optique, cette variété de glaucome n'est pas toujours aussi facile à diagnostiquer qu'on le croi-
rait au premier abord. Une grande habitude de l'examen ophthal-
moscopique est, en effet, bien souvent nécessaire pour dire, avec
exactitude, que dans un cas donné, telle ou telle excavation est de
nature glaucomateuse et pour la différencier soit d'une excavation
physiologique où les vaisseaux semblent sortir d'un infundibulum
en faisant un coude, soit de certaines excavations atrophiques, où
les vaisseaux se recourbent à angle plus ou moins droit. Si l'on se
rappelle cependant que, dans le glaucome, l'excavation, toute périphérique, atteint la circonférence de la papille, que celle-ci offre
un bord à pic au niveau duquel les vaisseaux paraissent rompus et
sans continuation avec ceux qui tapissent le fond même de l'excavation (ce dont on s'assurera par le mouvement parallactique) ; si,
d'autre part, l'on constate en même temps une certaine dureté du
globe de l'œil et un *rétrécissement concentrique* du champ visuel, tous
ces signes réunis permettront de poser le diagnostic.

Celui-ci nettement établi, l'indication est précise. Il faut pratiquer
l'iridectomie pour faire cesser la pression intra-oculaire, cause de
tous ces phénomènes. Mais ici non plus, on ne doit pas trop se faire
illusion, et l'on peut presque dire que le nombre des cas où l'opération reste sans résultat est presque égal à celui où elle a eu quelques avantages.

Tout dépend, du reste, du moment où l'on opère. Si l'excavation
n'est pas très-prononcée ; si le champ visuel est encore assez étendu,
l'iridectomie, pratiquée à propos, non-seulement arrêtera la marche
de la maladie, mais encore pourra être suivie d'une restitution complète de la vue. Autrement, on n'aura guère que des amendements plus
ou moins marqués. Quand la papille est fortement excavée, en effet,
l'opération viendra bien rarement diminuer cette excavation, ainsi

que l'ont démontré de nombreux examens, et c'est pour cela qu'elle sera incapable de donner une guérison définitive. Il ne faut pas en conclure cependant, ainsi que le firent quelques membres de la société de chirurgie, que l'excavation papillaire soit une contre-indication à l'opération ; car on ne sait jamais jusqu'à quel point celle-ci ne pourra pas remédier aux troubles déjà produits, et être suivie, même dans les cas les plus désespérés, d'une amélioration très-appréciable pour le malade.

Sur 12 iridectomies faites cette année, à la Clinique, pour des glaucomes chroniques simples, voici les résultats que j'ai notés.

Une fois S est revenue à 2/3 et une autre fois à 1/2, alors que les malades pouvaient à peine, avant l'opération, compter les doigts à 5 pieds.

Deux fois les malades ont retrouvé la faculté d'y voir à se conduire.

Trois fois il y a eu une amélioration trop peu appréciable pour qu'on en tienne compte.

Deux fois, un arrêt momentané de la maladie.

Dans les trois autres cas, il n'y a pas eu le moindre changement; deux de ces derniers étaient des glaucomes hémorrhagiques et d'un pronostic beaucoup grave par conséquent à cause des altérations vasculaires que dénote ordinairement ce genre d'apoplexies.

Inconvénients de l'iridectomie dans le glaucome. — A côté de ses avantages dans le glaucome, l'iridectomie présente aussi quelques inconvénients dont il faut savoir tenir compte. On sait qu'on lui a reproché, surtout dans le glaucome aigu, de hâter l'apparition de la maladie sur l'autre œil. Il n'est personne qui n'ait observé ce fait, et, pour ma part, je viens d'en avoir deux exemples évidents. L'un d'eux est surtout remarquable, en ce que l'invasion glaucomateuse éclata sur l'œil droit, qui n'avait pas présenté de prodromes, huit jours après l'iridectomie pratiquée sur l'œil gauche pour un glaucome inflammatoire chronique, ce qui semblerait prouver que cette complication peut se montrer également après l'iridectomie faite pour un glaucome chronique. Une pupille antiphlogistique exécutée immédiatement sur ce second œil fut suivie des meilleurs résultats, et aujourd'hui la malade lit le n° 2 de Snellen avec + 10. Y a-t-il, dans ces cas, une simple coïncidence, ou bien l'affection est-elle sympathique? Mooren, Bowman, Laqueur (1) et d'autres penchent pour la première opinion. De Graefe serait plus porté à accepter la seconde; mais, d'après lui, il faudrait, pour que l'effet sympathique se produisît, que le premier œil eût été opéré dans la période aiguë, et que le second eût présenté déjà quelques symptômes prodromiques. Le glaucome consécutif aurait alors plus de chances de se montrer. Pour ce qui est de sa non-apparition dans les formes de glaucome autres que le glaucome aigu, l'exemple que j'ai cité montre qu'il peut y avoir des exceptions. Quant à la manifestation des prodromes antérieurs, elle est certainement très-importante, et bien des auteurs croient que c'est là une condition ndispensable pour le développement du glaucome consécutif.

Quoi qu'il en soit, ces considérations ne sauraient empêcher de pratiquer l'iridectomie sur un œil atteint de glaucome, mais il sera bon de prévenir le malade ou la famille de la possibilité de l'explosion glaucomateuse sur l'autre œil quelques jours après, et de la nécessité par conséquent où l'on serait de faire une nouvelle pupille.

Telles sont donc les principales indications de l'iridectomie dans le glaucome. Quant à l'opération elle-même, je reviendrai plus loin sur ce qui est relatif à son exécution. Pour le moment je ne crois pas devoir m'arrêter à faire le parallèle entre l'excision de l'iris et l'opération d'Hancock. Je ne pense pas, en effet, que cette dernière, malgré la prétention qu'elle aurait de débrider uniquement le muscle ciliaire, agisse autrement qu'une large paracentèse au point de jonction de la cornée et de la sclérotique. La question paraît du reste définitivement jugée, et personne plus aujourd'hui ne songe à l'opposer à l'iridectomie. Quant aux bons effets qu'elle a fournis incontestablement dans quelques cas, ils doivent être pour la plupart rapportés à un débridement étendu de la sclérotique, et je me suis déjà assez étendu, à propos de l'iridectomie en général, sur les

(1) Annales d'oculistique, t. LXI, 10e série, t. I.

avantages d'une semblable opération, pour n'avoir pas à y revenir ici.

IV. — *Scléro-choroïdite antérieure.*

Il suffit de réfléchir un instant sur la pathogénie de la scléro-choroïdite antérieure, pour comprendre les services que l'iridectomie, pratiquée au début, peut rendre dans cette affection. Celle-ci, en effet, appartient au groupe des affections hydrophthalmiques (choroïdites ectatiques, atrophiques), caractérisées par une exsudation séreuse dans la cavité de l'œil, l'augmentation de la pression intra-oculaire, une diffluence notable du corps vitré, des adhérences morbides entre le tractus uréal et la sclérotique, et, finalement, par la distension d'une partie ou de la totalité des parois de l'œil. De là des ectasies de la sclérotique, de véritables staphylômes qui se forment, soit autour du canal Schlemm, soit en un point plus limité et aux dépens du corps ciliaire (staphylômes du corps ciliaire, Sichel). Si l'on abandonne la maladie à elle-même, la distension des parois ne fait qu'augmenter sous l'influence de la pression interne ; l'atrophie de la choroïde et de la rétine se prononcent chaque jour davantage, et l'amblyopie devient d'autant plus manifeste que les courbures de la cornée changent elles-mêmes et qu'il se fait une plus grande élongation de l'axe optique. Puis les nerfs ciliaires tiraillés réagissent sur la sécrétion ; celle-ci accroît encore la pression interne et augmente l'ectasie antérieure qui peut devenir énorme ; les parties postérieures de la choroïde s'atrophient à leur tour, le nerf optique s'excave et la vision peut être irréparablement perdue. Il importe donc d'appliquer d'abord à cette affection un traitement interne et local des plus rigoureux. Mais si on ne parvient pas à arrêter la maladie de cette façon, si les paracentèses reitérées restent inefficaces, si l'on voit en outre que la tension et la sensibilité de l'œil augmentent de plus en plus, il ne faudra pas hésiter à pratiquer une large iridectomie. De cette façon on pourra parvenir à arrêter positivement une ectasie commençante, et c'est ce que j'ai observé dans ces derniers temps dans quatre cas différents : toute trace d'inflammation disparut au bout de quelques jours en même temps que s'affaissait la saillie staphylomateuse commençante et que la vision redevenait aussi

bonne que le permettait un assez fort degré de myopie. L'iridectomie peut avoir aussi de bons résultats, lorsqu'il s'est développé
un staphylôme partiel sur un point de la sclérotique. Dans un cas
de staphylôme du corps ciliaire, gros comme un pois et limité à la
partie supéro-interne du limbe cornéal, l'iridectomie, pratiquée par
M. Wecker, fut suivie d'un affaissement immédiat de la tumeur
Les jours suivants, celle-ci se reforma, puis s'affaissa de nouveau,
et quand le malade quitta la Clinique au bout de six semaines, il
ne lui restait qu'une très-légère saillie de la sclérotique atrophiée,
et il lisait le n° 4 et demi de Snellen à 5 pouces, ce qui lui était
complétement impossible auparavant.

On voit donc les avantages que présente, dans la scléro-choroïdite
antérieure, une iridectomie opportune. Mais si on tardait trop longtemps et si les désordres étaient trop prononcés il n'y aurait plus
qu'à sacrifier l'organe. L'application d'un fil de soie à travers l'œil
pour amener une suppuration lente du globe, l'amputation du staphylôme, ou l'énucléation de l'œil lui-même seraient alors les
moyens entre lesquels on aurait à choisir.

Scléro-choroïdite postérieure.

Je dirai peu de chose de l'iridectomie dans la scléro-choroïdite
postérieure. Elle n'est guère indiquée que quand les autres moyens
sont restés inefficaces pour combattre les complications de l'ectasie.
Aussi faut-il d'abord recourir à ces moyens et insister beaucoup
sur les émissions sanguines (ventouse de Heurteloup), l'hygiène de
l'œil (absence de congestion), l'abandon de verres concaves trop
forts, etc., etc. S'il y avait insuffisance très-marquée des droits internes, et par suite tension considérable de l'œil pendant la conver-
gence, on pourrait faire la ténotomie des droits externes, d'après
les règles indiquées par de Graefe dans la myopie progressive. Mais
si, malgré cela, l'œil devenait dur et sensible au toucher, si le
champ visuel se rétrécissait, et s'il y avait enfin quelques signes
d'excavation du nerf optique, on serait autorisé à pratiquer une
large iridectomie. Grâce à l'opération, la marche de la maladie s'arrêtera peut-être; mais, malheureusement, l'iridectomie n'est pas
toujours aussi efficace; le ramollissement du corps vitré persiste;

la rétine se décolle et on a alors le cortége ordinaire des complications de la myopie progressive. Il ne faudra donc pas avoir une con-
fiance illimitée dans l'opération, et il sera bon de prévenir les malades pour qu'ils n'attribuent pas à l'opération le progrès d'un mal
qu'elle a été impuissante à arrêter.

Règles opératoires générales pour la pupille antiphlogistique. — Je ne
ferai que les résumer ici.

Quel que soit le procédé, il faut, pour que l'opération atteigne son
but, que deux conditions essentielles soient remplies : 1° que la
nouvelle pupille soit très-large; 2° que l'excision de l'iris aille jusqu'à son bord ciliaire. Mais, pour réaliser ces conditions, il est in-
dispensable que l'ouverture faite à la chambre antérieure soit assez
étendue et que la section porte presque tout entière dans la sclérotique.

De plus, on doit chercher, autant que possible, à pratiquer la nouvelle pupille directement en haut ou en haut et en dedans pour
qu'elle soit cachée plus tard par la paupière supérieure.

CHAPITRE III.

IRIDECTOMIE PROPHYLACTIQUE.

L'idée de combiner l'iridectomie avec une autre opération est loin d'être nouvelle. Ainsi l'excision préalable de l'iris a toujours été fréquemment pratiquée quand des adhérences nombreuses unissaient le cristallin au bord pupillaire ou à la face postérieure de l'iris. Mais elle avait été jusqu'ici exclusivement réservée à cette forme de cataracte, et c'est seulement dans ces derniers temps qu'on en a généralisé l'emploi dans toutes les autres variétés :

1° Eviter autant que possible les accidents qui se manifestent trop souvent après l'extraction simple et qui tiennent principalement au contusionnement de l'iris pendant la sortie du cristallin ;

2° Faciliter la manœuvre opératoire ;

3° Augmenter enfin les chances de succès de l'opération de la cataracte.

Telles sont les données sur lesquelles repose la méthode actuelle et que je me propose d'examiner séparément, renvoyant pour tout ce qui concerne les détails opératoires aux différents traités spéciaux sur ce sujet.

Après l'extraction à lambeau ordinaire, on sait que les accidents qui compromettent le succès de l'opération peuvent survenir de plusieurs façons.

Quelquefois les lèvres de la plaie cornéenne, mal coaptées, présentent sur leurs bords une légère infiltration. Si celle-ci reste circonscrite, la réunion pourra encore se faire par seconde intention ; mais, le plus souvent, il se produit une suppuration qui s'étend peu à peu sur les autres parties de la cornée, et la perte de l'œil en est généralement la conséquence. Dans d'autres circonstances, et c'est le plus ordinairement du reste, les accidents ont leur point de départ dans l'iris lui-même. En effet, si la section cornéenne est étroite et si la sortie du cristallin présente quelque difficulté, l'iris est plus ou moins tiraillé et contusionné au moment où le noyau tend à s'engager dans la pupille. Le sphincter se contracte alors spasmodiquement, et, pour peu que le noyau soit volumineux, cette contraction est capable de s'opposer à la sortie du cristallin, ou, tout au moins, à l'évacuation totale des masses corticales. Ces débris restent derrière l'iris, s'y accumulent sans qu'on puisse les apercevoir et n'apparaissent en général que quand la contraction de sphincter a cessé, c'est-à-dire plusieurs jours après, et alors que l'opération est soi-disant achevée depuis longtemps. Qu'arrive-t-il ensuite ? C'est qu'en se gonflant au contact de l'humeur aqueuse les masses corticales restées derrière l'iris irritent le bord pupillaire déjà contusionné et excitent de nouveau la contraction du sphincter. En même temps se manifeste cette irritation des nerfs ciliaires dont j'ai déjà si souvent parlé; une hypersécrétion et une augmentation de pression, plus ou moins marquées, en sont le résultat. La plaie, déjà faiblement réunies, cède à cette pression et ne tarde pas à présenter les caractères d'infiltration diffuse décrits plus haut. D'autres fois, la plaie résiste; mais une iritis se développe; l'inflammation se propage à la choroïde, et alors de deux choses l'une : ou bien il se déclare une panophthalmite qui entraîne la perte immédiate de l'œil; ou bien cette inflammation se termine par une occlusion de la pupille et une cataracte secondaire. Dans d'autres cas, enfin, c'est une irido-choroïdite chronique qui se développe et une phthisie progressive de l'œil qui en est la conséquence.

Ainsi donc, les accidents consécutifs à l'extraction à lambeau ordinaire débutent généralement par l'iris. Partant de ce fait, il était naturel de se demander si l'excision d'une partie de ce diaphragme combinée avec l'extraction elle-même, ne rendrait pas ici les mêmes services que dans les autres cas où elle est employée comme moyen thérapeutique.

Or, l'expérience a parfaitement confirmé cette manière de voir, et aujourd'hui on reconnaît généralement que l'iridectomie combinée avec l'extraction présente les avantages suivants :

D'abord, elle permet d'éviter le contusionnement de l'iris, et elle prévient ainsi jusqu'à un certain point son inflammation ultérieure.

En second lieu, la section forcée du sphincter pupillaire vient s'opposer à sa contraction spasmodique et facilite par conséquent la sortie du cristallin et l'évacuation définitive des masses corticales.

Enfin, l'excision d'une partie de l'iris diminue les points du contact de ce diaphragme avec les masses corticales qui restent, et le gonflement de ces débris cristalliniens a dès lors bien moins de chances de provoquer une iritis consécutive.

Mais avant d'en arriver à une méthode commune, les expérimentateurs prirent d'abord deux voies différentes. Ainsi, pendant que les uns, Schuft (1860), Mooren (1862), proposaient de pratiquer l'iridectomie quelques jours avant l'extraction du cristallin, et que M. Wecker, analysant le travail de Mooren dans les Annales d'oculistique (avril 1862), se demandait s'il ne serait pas possible de réunir les deux opérations en une seule, d'autres et surtout Jacobson (1863), au lieu de réséquer l'iris avant l'extraction, faisaient l'iridectomie aussitôt après la sortie du noyau, en embrassant dans l'excision la partie de l'iris que le cristallin était supposé avoir le plus contusionnée.

Ce dernier procédé ne fut pas cependant uniformément accepté. Tout en employant l'extraction à lambeau inférieur scléro-cornéen, comme Jacobson, beaucoup de chirurgiens modifièrent cette opération en pratiquant l'iridectomie avant la sortie du cristallin, et cette méthode tendait déjà à se généraliser, grâce à ses succès, lorsque de Graefe vint faire connaître (1865) le procédé d'extraction linéaire modifiée, connu sous son nom, et qui s'est si promptement répandu depuis.

Nous nous trouvons donc en présence de trois modes de combinaison de l'iridectomie avec l'opération de la cataracte.

Celui qui consiste à pratiquer l'excision de l'iris plusieurs jours avant l'opération est, à vrai dire, le moins employé en ce moment. On n'y a du moins recours que dans quelques cas particuliers. Ainsi, on fait assez souvent l'iridectomie quinze jours ou trois semaines avant *la discision simple*, dans la cataracte stratifiée, dans les cataractes doubles et incomplètes chez les sujets au-dessous de 20 ans. Elle a pour but alors de restreindre le nombre des points de contact des masses cristalliniennes gonflées avec l'iris, de prévenir ainsi l'irritation consécutive ou du moins d'en atténuer les effets. Quant à pratiquer l'iridectomie elle-même plusieurs jours avant l'extraction à lambeau, ainsi que le faisait Mooren, c'est un procédé peu employé maintenant et réservé seulement, par quelques auteurs, pour certains cas de cataractes calcaires. Il faut avouer, dureste, que cet abandon est assez justifié par l'ennui qu'on éprouve à soumettre un malade à deux opérations successives, quand on peut si bien arriver au même but en une seule séance.

Tel qu'il l'exécutait d'abord lui-même, le procédé de *Jacobson* ne remplit peut-être pas les indications proprement dites de la combinaison de l'iridectomie avec l'extraction. Ce qui importe en effet, ce n'est pas tant de réséquer l'iris déjà contusionné, mais de prévenir cette contusion elle-même. Il est donc préférable de faire l'iridectomie avant la sortie du cristallin, et d'empêcher ainsi la contraction du sphincter qui s'oppose, comme je l'ai dit, à l'évacuation des masses corticales. Aussi, n'a-t-on pas tardé, à pratiquer l'iridectomie préalable dans le procédé de *Jacobson* lui-même, et a-t-on pu de cette façon obtenir les plus beaux résultats. Mais on sait que, dans ce procédé, la kératotomie, et par suite l'excision de l'iris se font à la partie inférieure. Or, c'est là ce qu'on a reproché à cette méthode. Après l'opération, il reste en effet une large échancrure de l'iris qui a des inconvénients réels pour la vision à cause des éblouissements qu'elle occasionne plus tard. Je dois dire cependant que ces inconvénients paraissent être beaucoup moindres et le plus souvent même insignifiants quand on suit le procédé de M. Liebreich, qui, tout en faisant la ponction et la contre-ponction dans la sclérotique, pratique l'incision tout entière dans la cornée à 1 millim. à peu près de son bord inférieur. De cette façon, l'iris ne se présente point par sa périphérie; on n'excise alors que le sphincter et il ne reste plus tard qu'une légère échancrure sans inconvénients pour la vision. On pourrait bien encore faire la kératotomie et l'excision de l'iris en haut, mais tout le monde s'accorde à trouver cette manœuvre très-difficile, et souvent même dangereuse à cause de la nécessité où l'on est ainsi de réséquer l'iris à sa partie supérieure sur un œil largement ouvert. Aussi y a-t-on renoncé définitivement depuis que l'on connaît les avantages de la nouvelle méthode de M. de Graefe.

Ce procédé est maintenant tellement connu que je ne crois pas devoir m'arrêter à le décrire. Cette description dépasserait en effet les limites de cette thèse. Elle se trouve du reste dans tous les ouvrages modernes. Il me suffira donc de renvoyer à ces différents traités, entre autres à celui de M. Wecker (t. II, p. 187), à celui tout récent de M. E. Meyer (*Traité des opérations qui se pratiquent sur l'œil*), et enfin à la monographie de de Graefe lui-même, publiée dans la traduction française de sa *Clinique ophthalmologique*. Je ne m'occuperai donc ici que de ce qui a trait à l'excision de l'iris ; quant à la *forme linéaire de la section*, et à la *situation scléroticale de la plaie* qui constituent encore, comme on sait, deux des principaux avantages du procédé, j'aurai plus loin l'occasion de revenir sur cette question et d'en démontrer toute l'importance.

Ici, comme dans toutes les autres variétés d'extraction combinée, l'iridectomie agit en prévenant le contusionnement de l'iris et en facilitant l'issue des masses corticales par la section du sphincter. Mais elle présente en outre quelques particularités intéressantes. Ainsi, comme elle est pratiquée en haut, l'échancrure de l'iris se trouve naturellement cachée par la paupière supérieure et n'expose pas pour plus tard le malade aux éblouissements si incommodes que l'on constate après le procédé de Jacobson. Ce n'est guère que quand l'œil est tout à fait saillant que la paupière est insuffisante à masquer la pupille artificielle ; mais ces cas sont rares à la vérité et le plus ordinairement, on s'aperçoit à peine, quelque temps après l'opération, de la mutilation de l'iris. Cette pupille a donc l'avantage de la pupille antiphlogistique sans en avoir les inconvénients.

Mais pour obtenir précisément ces avantages, il convient de prendre quelques précautions indispensables. C'est ainsi qu'après l'incision linéaire, il ne faut pas tirer avec la pince trop brusquement sur l'iris, de peur de s'exposer à rompre la zonule de Zinn et à avoir par conséquent un prolapsus du corps vitré. Bien qu'il soit admis en effet que cette issue du corps vitré est sans aucun inconvénient, d'aucuns disent favorables, il vaut toujours mieux cependant qu'elle ne se produise pas, et c'est ce que tout bon opérateur doit rechercher.

On sait du reste que c'est là un des inconvénients qu'on a le plus reproché au procédé de Graefe, soit que la rupture préalable de la zonule tienne à un tiraillement exercé sur l'iris, soit qu'elle s'effectue pendant la discision de la capsule et se trouve facilitée par la situation périphérique de la plaie scléroticale. Mais il faut dire aussi que la plupart du temps ce prolapsus est dû bien plutôt à l'inexpérience de l'opérateur. Avec une certaine habitude du procédé on arrive très-bien en effet à n'avoir que rarement du corps vitré, et cela résulte de statistiques nombreuses. Sur les 110 cas, notamment, d'extraction scléroticale pratiqués à la clinique cette année, il n'y a eu que 6 fois une légère perte de corps vitré.

Quand l'excision de l'iris est achevée, on doit bien veiller à faire rentrer exactement les extrémités du sphincter, de façon qu'il ne reste pas le moindre enclavement de l'iris dans l'un des angles de la plaie, car celui-ci pourrait être la source de complications, ou retarder tout au moins la guérison en déterminant une cicatrice vicieuse ectatique.

L'excision de l'iris donne lieu généralement à une légère hémorrhagie dans la chambre antérieure, et c'est là une objection que l'on a encore adressée au procédé de Graefe; en effet, tandis que dans le procédé de Jacobson et dans celui de M. Liebreich encore, le sang, s'il y en a, peut s'écouler facilement par la plaie pratiquée à la partie inférieure, on comprend que cet écoulement sera bien plus difficile si la plaie est en haut et qu'en s'accumulant ainsi dans la chambre antérieure il gênera plus ou moins quand il s'agit d'exciser la capsule. C'était même là une des raisons sur lesquelles s'appuyaient les chirurgiens qui voulaient que l'iridectomie précédât l'extraction de plusieurs jours, pour que le sang pût se résorber dans cet intervalle. Mais à la vérité l'objection n'est pas très-embarrassante. La plupart du temps, on arrive facilement à évacuer le sang à l'aide de quelques pressions exercées sur la cornée avec la curette de Daviel et en entrebâillant légèrement la plaie. S'il en restait un peu tout de même, cela n'empêcherait pas à la rigueur de conduire la kystitome sur la capsule, et avec un peu d'habitude cette manœuvre n'offre pas la moindre difficulté.

Dans les premiers temps du procédé on allait chercher le cristallin avec des instruments de traction (crochets de Graefe, curettes de Waldau, de Critchett, etc.), et alors on comprend toute la nécessité qu'il y avait à faire une large excision de l'iris pour éviter le contusionnement doublement forcé de cette membrane. De même dans la méthode de Pagenstecher qui consiste à retirer le cristallin dans sa capsule. Mais à présent l'on se contente, comme on sait, de faire sortir le cristallin par glissement, ce qui est bien plus simple. De cette façon il y a bien moins de contusion à craindre du côté de l'iris, une fois qu'on en a réséqué une partie.

Un autre avantage du procédé, c'est la grande facilité que l'on a d'évacuer complétement les masses corticales. En effet, le sphincter de l'iris ne subissant pas ici de contraction spasmodique, ces couches cristalliniennes apparaissent très-bien dans le champ pupillaire. D'un autre côté les lèvres de la plaie venant à se coapter parfaitement, grâce à sa forme linéaire, on peut sans aucun danger exercer sur le globe, avec la paupière inférieure, toutes les pressions désirables pour faire sortir les masses corticales. Or, quand on sait toute l'importance qu'il y a pour le succès ultérieur à obtenir une évacuation complète de ces masses ramollies, si abondantes dans certaines formes de cataracte, on n'hésitera pas en effet à accorder une préférence marquée au procédé opératoire qui permet le mieux de remplir cette condition.

C'est à ce point de vue qu'il faut se placer pour juger des avantages de l'iridectomie combinée en général et du procédé de Graefe en particulier. Personne ne conteste évidemment qu'on ne puisse, par la méthode ordinaire d'extraction à lambeau avoir de très-beaux succès, et j'en ai vu pour ma part un grand nombre obtenus par M. Cusco à l'aide de son procédé de kératotomie oblique inférieure. Mais ce qu'il importe, c'est d'obtenir le plus grand nombre de succès possible. Je ne crois certes pas qu'on aura jamais 100 succès sur 100 cas, comme le voudraient quelques-uns, parce que certaines circonstances indépendantes de l'opération et tenant au sujet lui-même viendront toujours compromettre le résultat; cependant, si l'on compare les chiffres entre eux, il est impossible de ne pas être frappé des différences que donnent les procédés employés de nos jours. Ainsi les statistiques les plus dignes de foi démontrent que sur 100 sujets opérés par la kératotomie ordinaire, 10 perdent la vue immédiatement, 5 restent définitivement dans un état voisin de la cécité; 10 autres retirent d'une opération réparatrice une vue tout juste suffisante, et en fin de compte on n'a de la sorte que 3 succès complets sur 4.

Par le procédé de Jacobson, au contraire, on a pu obtenir jusqu'à 96 succès immédiats sur 100, et enfin par le procédé de de Graefe, on arrive généralement, après une certaine habitude du manuel opératoire, à n'avoir que 5 ou 6 insuccès absolus sur 100 cas. On voit donc qu'il y a, au point de vue des résultats, une très-grande différence entre ces divers procédés, et que tout est à l'avantage des deux derniers ; peut-être même celui de Jacobson est-il encore supérieur sous le rapport des résultats immédiats. Mais il parait aussi qu'il donnerait peut-être un plus grand nombre de demi-succès nécessitant des opérations secondaires. Ces demi-succès seraient au contraire beaucoup plus rares dans le procédé linéaire, et celui-ci ne présentant pas, d'un autre côté, les inconvénients du précédent sous le rapport de la vision ultérieure, on conçoit qu'il puisse lui être préféré avec quelque raison. Si l'on considère, en outre, que c'est de tous les procédés actuels celui qui réclame le moins de soins consécutifs, la plaie se cicatrisant très-vite, et l'absence de réaction permettant aux malades de se lever le plus souvent dès le troisième jour, on comprendra également pourquoi sa supériorité s'est aussi promptement établie, et pourquoi on l'emploie généralement aujourd'hui dans toutes les formes de cataracte. Ce n'est pas à dire cependant qu'on doive le considérer comme le dernier terme des perfectionnements que l'opération de la cataracte soit susceptible de recevoir. Si petite, en effet, et si dépourvue d'inconvénients qu'elle soit, l'excision de l'iris n'en constitue pas moins une mutilation d'organe, et comme telle, elle présente encore une imperfection que des tentatives ultérieures arriveront peut-être à faire disparaître. Mais, en attendant, comme c'est en somme l'extraction combinée avec l'iridectomie qui a fourni jusqu'à ce jour les meilleurs résultats, on est bien obligé d'attacher une certaine importance à cette heureuse combinaison, et, dès lors, la méthode elle-même doit être tenue pour un véritable progrès chirurgical.

TROISIÈME PARTIE

PROCÉDÉ OPÉRATOIRE

Depuis Wenzel (1780) jusqu'à nos jours, le manuel opératoire de l'iridectomie n'a cessé de subir les modifications les plus diverses. Mais quelque intéressante que puisse être l'étude de tous ces perfectionnements successifs, je ne crois pas devoir m'y arrêter ici. De tant de modifications, en effet, il n'est plus guère resté de nos jours qu'un procédé en usage; c'est le procédé classique, qui consiste, comme on sait, à pénétrer dans la chambre antérieure à l'aide d'un couteau *lancéolaire*, droit ou coudé, que l'on enfonce dans la sclérotique à 1 mill. ou un 1⟮2 mill. de la circonférence de la cornée, en le tenant dans une direction rapprochée de la perpendiculaire, et que l'on pousse ensuite parallèlement au plan de l'iris jusqu'à ce que l'ouverture ait une étendue de 4 à 6 mill. Si l'incision n'est pas suffisante, on l'agrandit avec un bistouri boutonné ou simplement avec des ciseaux, puis on fait l'excision de l'iris. Pour cela, on introduit dans la chambre antérieure une pince, dite *à pupille*, on saisit la portion d'iris à exciser, et une fois qu'elle est au dehors, on l'excise soi-même, ou bien on la fait réséquer par un aide.

Quoiqu'il soit encore généralement employé par la majorité des chirurgiens, ce procédé ne saurait être regardé cependant comme le dernier des perfectionnements qu'il soit possible de faire subir à l'iridectomie. Pratiquée de cette façon, l'iridectomie reste toujours une opération très-délicate, et dans quelques cas, elle devient des plus difficiles. On dit bien, il est vrai, que ces difficultés tiennent le plus souvent à la nature des accidents qui nécessitent l'opération elle-même, et quelquefois le fait n'est pas contestable. Dans la plupart des cas cependant, le vice de l'opération réside tout entier dans l'instrument que l'on emploie, et la preuve en est dans l'impossibilité où se trouvent parfois les plus adroits de manier le couteau lancéolaire avec toutes les précautions convenables et sans s'exposer à des accidents sérieux. En se servant, au contraire, pour pratiquer l'incision de la cornée, du *couteau droit de Graefe*, comme dans le premier temps de l'extraction linéaire, il nous a semblé qu'on arrive bien mieux à bout de toutes les difficultés qui peuvent se montrer dans l'exécution de l'iridectomie, et qu'on se met du même coup à l'abri de certains accidents opératoires. Cette opinion est basée sur une série assez considérable de faits pour me permettre de la formuler d'une manière encore plus absolue, et d'avancer qu'il n'est pas un cas de pupille artificielle où l'on ne puisse avec avantage *substituer le couteau droit au couteau lancéolaire* ordinaire. Si ce n'était là qu'une pure modification instrumentale, sans importance bien appréciable, il ne vaudrait certainement pas la peine d'insister tellement sur ce point. Mais, comme je l'ai déjà dit, en rendant l'opération plus facile, cette modification la met à la portée, sinon de tout le monde, du moins du plus grand nombre, et augmente ainsi les services que l'intervention chirurgicale peut rendre aux malades. C'est à ce point de vue qu'il faut se placer pour juger de la valeur du procédé que j'ai à décrire ici.

Bien que, depuis plus de deux ans, il n'ait guère employé pour toutes sortes d'iridectomies que le couteau linéaire de Graefe, et qu'il en ait déjà démontré tous les avantages dans un article de la *Gazette hebdomadaire* (mars 1869), M. Wecker, comme il le dit lui-même, est loin d'avoir été le premier à proposer une pareille substitution. « Ainsi, Wenzel, écrit-il, faisait déjà l'iridectomie avec un couteau à cataracte. Dans ces derniers temps, MM. Frœbelius (*Arch. für Ophth.*, Bd. VII, A. 2, S. 119, 1860) et Bowman (*British. med. journ.*, 11 octobre 1862) ont proposé, dans les cas de glaucome où la chambre antérieure était très-réduite et où il y avait danger de porter un instrument devant le champ pupillaire, de pratiquer l'iridectomie avec un couteau à cataracte de petite dimension ou un couteau à cataracte ordinaire. »

De Graefe lui-même, dans une note de ses leçons cliniques sur l'extraction linéaire, traduites par M. E. Meyer, ajoute à cette occasion: « Je veux mentionner d'ailleurs que le couteau dont je me sers pour l'incision linéaire se recommande aussi avec une légère modification dans la manœuvre pour des pupilles artificielles à l'extrème périphérie, par exemple, dans les cas de leucome adhérent qui ne laissent libre qu'une très-petite partie de la périphérie de la cornée. Sans pourtant avancer beaucoup le couteau, on obtient une plaie beaucoup plus grande que par le couteau lancéolaire. »

Dans une publication plus récente (*Archiv für Ophth*, Bd. XIV, A. 3, S. 147), il se prononce en faveur de l'exécution de la pupille artificielle avec son couteau dans les cas d'irido-choroïdite (surtout d'irido-choroïdite sympathique avec le retrait de la périphérie de l'iris), dans les iritis avec altération du corps vitré, dans les affections de la cornée avec iritis purulente et hypopyon, enfin dans les cas où une iridectomie doit précéder l'extraction du cristallin transparent et d'un corps étranger de l'humeur vitrée (cysticerque).

Mais il s'oppose à ce que dans les cas de glaucome, où la pression intra-oculaire est fort exagérée, on substitue une section linéaire faite avec son couteau à la section faite avec l'instrument lancéolaire. Nous verrons plus loin, en parlant des objections adressées au procédé, sur quelles raisons se fonde l'opinion de l'illustre chirurgien, et jusqu'à quel point on doit adopter ses idées sur ce sujet.

Quoi qu'il en soit, ce procédé n'en est pas moins entré peu à peu dans la pratique de beaucoup de chirurgiens.

Ainsi, M. Monoyer, à Strasbourg, l'emploie de préférence à tout autre, ainsi qu'on peut en juger par les observations relatées dans la thèse de M. Le Gad (1869, *Sur la nature et le traitement du glaucome*).

Analysant ce travail dans un numéro de son recueil (1), le Dr Zehender se prononce lui aussi pour la supériorité du couteau linéaire et propose même un instrument qui diffère de celui de de Graefe par une largeur progressive de plus en plus marquée à partir de la pointe.

Nous trouvons encore dans un opuscule publié l'année dernière à Naples, par le Dr Campana, le compte-rendu de la pratique du

(1) Klinische Monatsblätter für Augenheilkunde, mars et avril 1869.

professeur Merola, qui ne se sert plus guère que du couteau linéaire
pour exécuter l'iridectomie, mais qui a le tort de croire qu'il ait encore été le seul à l'employer dans ce but (1).

Enfin, tout récemment, M. Meyer (2) a consacré un article de
son ouvrage à l'appréciation de cette méthode; mais, tout en la
jugeant praticable dans certains cas, il oppose à sa généralisation
les mêmes objections que de Graefe, et nous verrons plus loin ce
qu'il faut en penser.

Telles sont, en peu de mots, les différentes phases par lesquelles
a passé ce procédé opératoire. On voit donc qu'il n'est pas nouveau
et qu'on en a depuis longtemps reconnu les avantages. Mais nous
croyons que c'est véritablement à M. Wecker que revient le mérite
d'avoir cherché à en généraliser l'emploi aussi bien pour les pupilles
optiques que pour les différentes sortes de pupilles antiphlogistiques. Les 150 opérations que je lui ai vu pratiquer l'année dernière
ont été faites de cette manière. Moi-même j'ai pu expérimenter
plusieurs fois le procédé, et me convaincre de ses avantages. Aussi
est-ce sa description, avec toutes les particularités qui s'y rattachent,
que j'ai surtout en vue dans cette partie de mon travail. Quant au
procédé par le couteau lancéolaire, comme sa description se trouve
dans tous les traités classiques, je ne saurais mieux faire que de
renvoyer à ces ouvrages pour tout ce qui concerne les détails. Pour
ma part, je n'aurai à m'occuper ici que des points principaux de
cette méthode qu'il s'agit de mettre en parallèle avec la nouvelle.

Soins préliminaires. — Avant de pratiquer une opération sur l'œil,
on avait, jusque dans ces derniers temps, l'habitude de faire prendre
aux malades une série de soins préliminaires (purgatif la veille,
repos pendant plusieurs jours, etc.) sur lesquels on comptait plus
ou moins pour augmenter les chances de succès.

Certainement, ces précautions n'ont rien que de très-naturel, et
quand on le peut, il n'est pas mauvais d'y avoir recours. Mais il ne

(1) Dell'uso del coltellino lineare di de Graefe nella operazione della
pupilla artificiale introdotto della pratica del professor Merola pel doc-
tor Roberto Campana.

(2) E. Meyer et de Montmeja, Traité des opérations qui se pratiquent
sur l'œil.

faudrait pas non plus y attacher une trop grande importance, surtout lorsqu'il s'agit de l'iridectomie. Opération d'urgence, en effet, dans une foule de cas, on est obligé de prendre le malade tel qu'il est, sans se préoccuper de la préparation qu'il a pu subir, et ce serait perdre un temps souvent précieux que de s'arrêter à des minuties sans conséquence.

Position du malade. — Il n'en est pas de même de la position à donner au malade pendant l'opération. Ici le décubitus dorsal est certainement préférable à toute autre position. De la sorte, en effet, les mouvements du chirurgien sont beaucoup plus libres. De plus, le malade, ayant la tête appuyée sur un plan résistant et maintenu par un aide, ne peut faire ces mouvements de rétrocession sur les dangers desquels il n'est pas nécessaire d'insister. Dans cette position encore, la syncope est moins à craindre, et on peut, du reste, y porter plus facilement remède. Enfin elle est aussi la plus naturelle quand on administre le chloroforme, comme on est souvent obligé de le faire chez les enfants (1).

OPÉRATION.

L'opération elle-même comprend deux temps principaux : 1o pénétration dans la chambre antérieure ; 2° excision de l'iris.

Mais, à côté de ces deux temps, il est encore quelques règles à suivre avant et après l'opération. C'est ainsi que le mode *de maintien des paupières, la fixation de l'œil et la position de l'opérateur lui-même,* doivent principalement attirer l'attention. Si l'on pouvait compter sur la docilité des malades, il serait sans doute plus simple de faire écarter tout bonnement les paupières par les doigts d'un aide. Mais cette condition ne saurait être prévue, et comme on n'a pas, d'autre part, toujours à sa disposition des assistants nombreux et exercés, il est préférable de se servir, dans tous les cas, d'un

(1) A ce sujet, je dois dire que le fauteuil spécial pour les opérations de chirurgie oculaire, tel que le construisent à Paris MM. Galante et Robert et Colin, est d'une extrême commodité et répond certainement à toutes les indications désirables. Mais c'est en somme un objet de luxe qui peut être, dans la majorité des cas, remplacé par un lit ou un canapé ordinaires.

écarteur mécanique. De tous ceux qu'on peut employer, le meilleur est assurément l'écarteur anglais, — modèle Critchett, — ou mieux encore l'*écarteur à ressort* de MM. Robert et Collin, qui a l'avantage de pouvoir s'appliquer du côté du grand angle et de laisser ainsi un champ plus libre pour l'opérateur. On a reproché à ce genre d'instruments d'exercer sur les culs-de-sac conjonctivaux une trop forte pression et de pouvoir déterminer ainsi, au moment de la sortie de l'humeur aqueuse, une luxation du cristallin (1). Je ne crois pas cependant qu'on doive redouter beaucoup cet accident. S'il est bien appliqué, l'écarteur mécanique n'exerce réellement pas de pression trop forte, et ses avantages compensent largement la crainte d'un accident très-rare d'ailleurs.

La fixation de l'œil est aussi d'une importance capitale, et c'est assurément un des mérites de M. Desmarres d'avoir le premier insisté sur ce point dans ses ouvrages et dans sa pratique. Mais, pour en retirer quelque bénéfice, il ne faut pas se contenter d'une simple pince à griffes, avec laquelle on saisit un pli de la conjonctive pour maintenir l'œil pendant l'incision de la cornée et qu'on retire ensuite. Cette méthode est insuffisante, croyons-nous, parce que la fixation de l'œil est tout aussi nécessaire pour l'excision de l'iris que pour la ponction de la cornée. On a dit, il est vrai, qu'en continuant à tirer sur l'œil après le premier temps, on s'exposait à rompre la zonule et à faciliter l'issue du corps vitré ; mais dans l'iridectomie simple cet accident est si rare (je ne l'ai noté que 2 fois sur 150) en prenant les précautions ordinaires, que je ne pense pas qu'il soit beaucoup à redouter. La pince qui convient le mieux est celle de Waldau, à dents en râteau et à arrêt. C'est avec elle qu'on saisit non-seulement la conjonctive, mais encore le fascia et le tissu cellulaire sous-jacent. Le point où il convient de l'appliquer n'est pas indifférent. Il faut que ce soit toujours dans la partie justement opposée à celle par où l'on fait l'incision sléro-cornéenne. Lorsque c'est, par exemple, en haut qu'a lieu cette dernière, comme dans les cas les plus ordinaires, c'est un peu au-dessous du bord inférieur de la cornée et dans le sens du diamètre vertical qu'on

---

(1) Sichel fils, loc. cit.

doit saisir la conjonctive ; puis on tire sur la pince pour amener l'œil dans une situation convenable.

Quant à l'opérateur, il a eu soin de se placer dans une position différente suivant l'œil à opérer. Si c'est l'œil gauche, le chirurgien se met devant le malade et à sa gauche, de façon à avoir tout à fait libre la main droite qui doit tenir le couteau. Si c'est l'œil droit, on ne saurait, on le conçoit, garder la même position, parce qu'on serait gêné par le nez du malade. On pourrait à la rigueur se placer également en face de lui, le côté droit étant tourné vers le jour ; mais il faudrait alors opérer de la main gauche : or il n'est pas donné à tout le monde d'être ambidextre. Il est bien plus simple de se placer derrière la tête du malade couché, et d'opérer de la main droite, comme dans le cas précédent. Les mouvements sont ainsi bien plus sûrs, et d'autant plus même que la main dont on se sert finit par acquérir à force d'exercice une très-grande précision.

Les choses étant ainsi disposées, l'opération commence. Comme je l'ai dit, elle comprend deux temps : le premier consiste à pénétrer dans la chambre antérieure à l'aide d'une incision faite à la cornée ; le second à exciser l'iris.

Premier temps. — Quand on se sert du couteau lancéolaire ordinaire, le premier temps se réduit à une simple *ponction de la cornée*. Avec le couteau droit, il peut à la rigueur se décomposer en trois parties : la *ponction*, la *contre-ponction* et l'*incision*, mais en réalité, ces trois manœuvres réunies se font si simplement et si rapidement, que, pour ne pas compliquer la description, il vaut mieux les considérer comme ne formant qu'un seul temps qui sera alors celui de l'incision de la cornée.

Voici comment on procède. Le couteau (droit) (fig. 1) étant tenu

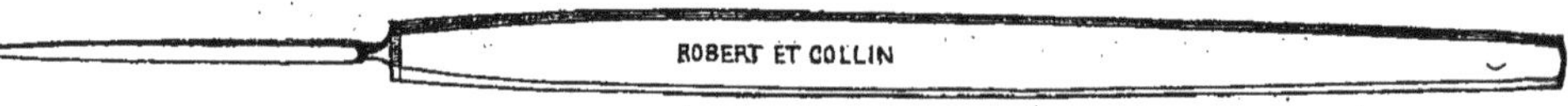

de la main droite, on l'enfonce dans la chambre antérieure, à travers la sclérotique à 1 millimètre ou un 1/2 millimètre à peu près du bord cornéen. La lame de l'instrument traverse la chambre antérieure, en restant constamment au devant du plan de l'iris, et l'on exécute la contre-ponction en un point symétrique situé aussi à 1⟨2 ou 1 millimètre de la cornée. Quand elle est faite, on sent que la pointe de l'instrument ne trouve plus de résistance et l'on voit la conjonctive se soulever légèrement sous forme d'ampoule remplie d'humeur aqueuse. On donne alors au couteau une direction légèrement inclinée en avant de manière que le dos soit tourné un peu en arrière et l'on continue l'incision dans ce sens en imprimant à l'instrument un mouvement de va-et-vient qui suffit pour couper le bord sclérotical. Le couteau se trouve alors sous la conjonctive soulevée et on excise celle-ci en continuant ce léger mouvement de scie. Telle est la manière dont s'exécute ce premier temps; mais à côté de ces règles générales, il y a naturellement une foule de particularités relatives aux différents cas dans lesquels on opère et nous y reviendrons plus loin.

Second temps. — Excision de l'iris. A propos de ce temps, on a beaucoup discuté, quel que fût d'ailleurs le procédé employé, pour savoir s'il valait mieux pratiquer soi-même l'excision de l'iris, ou confier ce soin à un aide. Si on avait toujours à sa disposition un aide exercé, il serait certainement plus simple de lui faire réséquer l'iris que l'on aurait saisi soi-même entre les mors de la pince. Mais, comme on ne peut toujours compter sur une assistance de cette nature, il vaut toujours mieux que l'opérateur fasse lui-même l'excision de l'iris. La manœuvre est la suivante: On confie d'abord la pince fixatrice à l'aide qui continue à maintenir, avec les plus grands ménagements, l'œil dans la position favorable, et alors deux cas se présentent: ou bien l'iris vient lui-même faire hernie à travers la plaie scléroticale, ou bien il reste dans la chambre antérieure retenu dans cette situation par des adhérences morbides. Dans le premier cas, on relève avec soin et on rabat sur la cornée le lambeau conjonctival que l'on a ménagé après l'incision de la cornée, puis on saisit l'iris avec de petites *pinces droites*, dites de de Graefe, et que l'on tient de la main gauche; on l'attire doucement, de manière qu'il se développe sous forme triangulaire, et on le coupe à la base par deux coups de ciseaux successifs, atteignant, l'un, la première, et l'autre la seconde moitié du prolapsus. On se sert pour cela de ciseaux coudés à pointe mousse.

Quand l'iris reste fixé par des adhérences, on est obligé d'aller le chercher dans la chambre antérieure. La pince droite n'est plus alors suffisante et l'on emploie des pinces légèrement courbes, soit la pince ordinaire dite à pupille, soit la pince à crochets latéraux de M. Liebreich (1). Le chirurgien l'introduit alors toute fermée entre l'iris et la cornée (car à vrai dire, après l'issue de l'humeur aqueuse, il n'y a plus de chambre antérieure), en rasant avec l'extrémité de ses mors la face cornéenne postérieure, et il la pousse jusqu'à un demi-millimètre en deçà du bord pupillaire, et non pas

(1) Ces lignes étaient écrites lorsqu'a paru dans les Comptes-rendus de l'Académie des sciences (avril 1869) et dans différents journaux de médecine (Gazette hebdomadaire, n° 16) la description d'une nouvelle pince à pupille imaginée par M. Liebreich, et qui peut rendre de réels services dans un grand nombre de cas. Basée sur un principe mécanique qui n'avait pas encore été utilisé en chirurgie, cette pince a des branches «qui ne s'ouvrent pas de la manière ordinaire, mais qui tournent autour d'un axe longitudinal, de sorte que leur rotation même ouvre et ferme leurs extrémités courbées. Introduite dans la chambre antérieure par une ouverture étroite de la cornée, la pince peut s'ouvrir largement sans que la partie de l'instrument engagée dans la plaie y participe aucunement. Par la même raison, on peut introduire cette pince dans une direction voulue, tandis que les instruments appliqués jusqu'à présent ne doivent pas dévier de la direction radiaire. »

Je n'ai pas eu, pour ma part, l'occasion d'essayer encore cette pince, mais je l'ai vu employer par M. Liebreich lui-même, et je dois dire qu'elle m'a paru réellement faciliter beaucoup le temps de l'opération qui consiste à saisir l'iris quand celui-ci ne se présente pas dans la plaie et est retenu dans la chambre antérieure par de fortes adhérences. Je ne crois pas cependant que ce soit dans l'iridectomie proprement dite qu'elle soit destinée à être le plus utile. Ici, en effet, l'iris fait presque toujours prolapsus, surtout quand on pratique l'incision scléroticale avec le couteau linéaire; il n'est donc pas nécessaire d'aller le chercher. De plus, la plaie sclérotico-cornéenne devant être toujours assez étendue, peu importe que la partie de la pince engagée dans la plaie participe ou non à l'ouverture de ses branches. Il n'en serait pas de même si l'on voulait pratiquer l'*iridésis;* la plaie étant alors relativement petite, cette pince serait en effet très-précieuse. De même, quand il s'agit d'enlever les restes d'une capsule opaque, la possibilité d'ouvrir les mors de la pince dans tous les sens du champ pupillaire serait très-avantageuse. Mais, quoi qu'il en soit, la pince de M. Liebreich n'en constitue pas moins un certain perfectionnement de l'appareil instrumental.

au delà, comme le dit M. Desmarres, parce qu'on pourrait ainsi s'exposer à blesser le cristallin. En ce moment, les pinces sont ouvertes aussi largement que le permettent les dimensions de la plaie, et aussitôt le tissu iridien fait saillie entre leurs branches. Celles-ci sont alors rapprochées, la portion d'iris saisie est attirée au dehors et excisée comme précédemment.

L'excision de l'iris pratiquée, on s'assure que les bouts du sphincter sont bien rentrés. C'est là une précaution capitale pour qu'il ne reste pas d'enclavement. De légères frictions exercées sur la cornée au moyen de la curette en caoutchouc facilitent d'habitude cette rentrée des extrémités sphinctériennes. Si, malgré cela, l'une d'elles restait encore dans la plaie, on essayerait de la refouler légèrement à l'aide de la curette de Daviel; on n'y parvient toujours pas cependant, et dans quelques cas on est même obligé d'attirer de nouveau au dehors l'extrémité enclavée pour l'exciser un peu plus régulièrement. En dernier lieu, on laisse s'écouler, en entrebâillant la plaie au moyen de la curette, le sang qui peut être accumulé dans la chambre antérieure, et l'opération est achevée.

Revenons maintenant sur quelques particularités du manuel opératoire et de l'opération elle-même.

Emplacement de la pupille. — J'ai déjà dit que l'emplacement à donner à la nouvelle pupille variait suivant le but qu'on se proposait, et indiqué à cet égard les règles relatives à la pupille optique et à la pupille antiphlogistique, quel que soit le procédé. Je n'ai donc pas à y revenir, car ces règles générales sont parfaitement applicables au procédé dont je m'occupe. Quant à l'exécution du manuel opératoire lui-même j'espère pouvoir démontrer plus loin qu'il présente bien moins de difficultés en se servant du couteau droit.

Incision scléro-cornéenne.—Tel que je l'ai décrit, le premier temps de l'opération ne diffère guère, comme on le voit, de celui qui précède l'extraction par la méthode linéaire de de Graefe. Les seules différences portent sur l'emplacement quand il s'agit d'une pupille optique, et sur l'étendue de l'incision elle-même. Dans le procédé d'extraction de de Graefe, il est nécessaire de donner à l'ouverture une grandeur suffisante pour faciliter le passage du cristallin, et c'est à cause de cela que les points de ponction et de contre-ponction sont assez éloignés l'un de l'autre. Dans l'iridectomie simple au contraire, ce qui importe, c'est de pratiquer une incision qui permette de réséquer une portion plus ou moins considérable de l'iris. Or, si large qu'elle soit alors, il ne faut guère, d'une manière générale, qu'elle dépasse les 2/3 de celle qui est nécessaire pour l'extraction. Les figures ci-jointes, en indiquant les points de ponction et de contre-ponction dans les deux cas, donneront une idée approximative de l'étendue à donner à la plaie, celle-ci variant nécessairement selon les différentes indications qui se présentent.

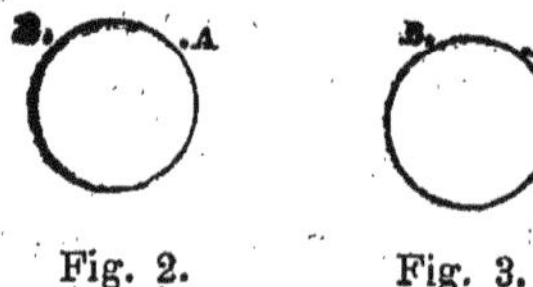

Fig. 2.   Fig. 3.

Points de ponction et de contre-ponction.

Fig. 2. Dans le procédé d'extraction linéaire scléroticale.
Fig. 3. Dans l'iridect. simple.

Quant à la plaie elle-même, il faut toujours veiller à ce qu'elle soit le plus possible pratiquée dans la sclérotique. Je dis le plus possible, parce qu'on sait que, si périphérique qu'elle soit, la section intéresse toujours par sa lèvre interne le biseau formé par la cornée : elle est donc scléro-cornéenne. Généralement, il convient que la lèvre externe de la plaie tombe à un demi-millimètre tout au plus du limbe scléro-cornéen, et non plus loin, car alors il y aurait à craindre que la cicatrice ne devînt légèrement ectatique. Personne n'ignore du reste que si on choisit de préférence aujourd'hui cette partie du limbe cornéen pour faire l'incision, au lieu de la pratiquer dans la cornée même, ou à l'union de la cornée et de la sclérotique, comme autrefois, c'est parce qu'il est universellement reconnu, depuis les recherches de Jacobson et de Graefe, que cette région est précisément la plus favorable pour la cicatrisation de la plaie, et qu'on n'est pas exposé à avoir ainsi des infiltrations diffuses dans les lames de la cornée.

Précautions à prendre pendant l'exécution du premier temps.

Le plus ordinairement, le premier temps n'offre pas de grandes difficultés. Le couteau, pénétrant à plat dans la chambre antérieure, ne risque pas, — à moins de maladresse insigne de la part de l'opérateur, — de s'insinuer dans les lames de la cornée. Aussitôt qu'il est entré dans la chambre antérieure, il est essentiel de le maintenir dans sa position pour ne laisser qu'une quantité d'humeur aqueuse, aussi faible que possible, suinter entre la lame et la cornée. On le pousse alors directement jusqu'au niveau de la contreponction. Je ne crois pas qu'il soit ici aussi nécessaire que quand il s'agit de l'extraction, de suivre le précepte donné par de Graefe, et qui consiste à diriger d'abord la pointe de l'instrument jusqu'audessous du diamètre horizontal, et de la relever ensuite jusqu'au point jugé convenable pour la contre-ponction. De cette façon, l'on a en effet l'avantage de pouvoir bien choisir ce point et de proportionner l'étendue de la plaie au volume du cristallin. Mais, dans l'iridectomie simple, on n'est pas obligé de donner à l'incision des dimensions aussi exactes; et cela se conçoit, puisqu'il n'y a pas ici de lentille plus ou moins considérable à faire passer par l'ouverture ratiquée. Il suffit donc de tenir la lame de son couteau dans un plan tout à fait transversal à celui de l'iris et d'aller directement au point de contre-ponction, en maintenant constamment l'instrument au devant de la périphérie du diaphragme iridien. Une fois la contre-ponction achevée, il faut faire le mouvement de va-et-vient avec une certaine douceur. Il importe, en effet, que l'humeur aqueuse ne s'écoule pas trop promptement, afin d'éviter une brusque détente de la pression intra-oculaire, et, par suite, un refoulement trop prononcé de l'iris et du cristallin contre la cornée. Il faut aussi, pendant ce mouvement, et comme je l'ai déjà dit, relever légèrement la lame du couteau en avant, de façon que la section tombe bien dans la sclérotique, au niveau de la périphérie de l'iris. Cette section de la sclérotique est achevée avant celle de la conjonctive, et elle se fait d'ailleurs assez facilement, à cause de la structure particulière du tissu. La conjonctive, au contraire, étant beaucoup plus lâche, résiste d'abord, et, soulevée par l'humeur

aqueuse, coiffe pour ainsi dire la lame du couteau. On doit alors
continuer le mouvement de scie jusqu'à ce que la section soit terminée. Cela vaut mieux que de prendre des ciseaux pour couper le
lambeau conjonctival. Il sera bon, du reste, de ménager autant que
possible ce lambeau : après le second temps, on le rabat sur la
plaie scléroticale, et il ne contribue pas peu à favoriser la cicatrisation.

Accidents et difficultés pendant le premier temps.

Il est des cas où la pression interne est tellement forte que l'humeur aqueuse s'échappe brusquement en jet, avant que la section
soit achevée, et l'iris, se trouvant ainsi projeté brusquement au devant du couteau, peut être excisé en partie ; mais c'est là ce qu'il y
a de plus à craindre pour l'instant, car la lame de l'instrument étant
alors en dehors du champ pupillaire, le cristallin, projeté brusquement en avant, aurait de la peine à venir heurter contre elle. D'autres fois, cette excision partielle de l'iris se fait lorsque le mouvement de scie est exécuté trop précipitamment, et que l'iris vient
également se placer au devant du couteau. Mais cet accident n'arrive que quand on n'a pas l'habitude de l'opération. Je le crois, du
reste, sans gravité, si l'on a soin de compléter ensuite avec les ciseaux l'excision imparfaite de l'iris, et de faire bien rentrer les deux
extrémités du sphincter. Il peut arriver aussi de piquer l'iris avec
la pointe du couteau. Il faut alors la dégager doucement, et continuer l'opération comme si de rien n'était. Je ne parle pas, bien
entendu, des cas où l'on viendrait à traverser compléter l'iris avec
la pointe de l'instrument; car, à moins d'être intentionnel comme
dans quelques cas d'iritis maligne (de Graefe), cet accident ne saurait être mis que sur le compte de la maladresse de l'opérateur.

Quand l'iris est complétement refoulé contre la cornée (comme
dans certains glaucomes), et qu'il n'existe, pour ainsi dire, pas
de chambre antérieure, l'introduction du couteau est assurément des plus délicates. On en vient à bout tout de même, pour peu
qu'on soit sûr de sa main, et qu'on fasse attention à la direction
de la lame. Sitôt que l'instrument, après avoir été introduit
au point d'élection, apparaît dans la chambre antérieure, on

le pousse directement dans le même sens en rasant la face
postérieure de la cornée. Si étroit que soit le passage entre
l'iris et la cornée, le couteau suivra alors la direction qu'on lui
imprime sans blesser ni l'une ni l'autre de ces membranes. Une
fois que la contre-ponction est faite, il faut diriger très-peu obli-
quement en avant le tranchant du couteau et continuer dans ce
sens le mouvement de scie. En suivant toutes ces précautions, il
est rare qu'on ne vienne pas à bout de toutes difficultés, ce qui aurait été complétement impossible avec le couteau lancéolaire ordinaire.

D'autres fois les difficultés du premier temps ne tiennent pas seulement à la diminution de la chambre antérieure, mais à la cornée
elle-même. Opaque dans presque toute son étendue, elle est encore
en partie adhérente à l'iris, et ce n'est que dans un point tout à fait
périphérique qu'elle reste assez transparente pour qu'on aperçoive
derrière elle l'iris accolé. Or ce n'est que là précisément qu'on peut
tenter la pupille artificielle. Dans des cas semblables, réputés inopérables autrefois, et on le comprend sans peine quand on se sert
du couteau lancéolaire, l'introduction du bistouri linéaire doit être
faite aussi phériphériquement que possible. De cette façon, en effet,
la pointe arrive forcément derrière la cornée, ne risque pas de s'insinuer dans les lames de cette membrane, comme cela était à
craindre avec le couteau lancéolaire, et une fois qu'elle est bien
sûrement dans la chambre antérieure, on peut toujours la pousser
jusqu'au point de contre-ponction, sans blesser l'iris ou la cornée.
Si on pénétrait, à la rigueur, dans la cornée, ce ne serait que parce
qu'on aurait un peu trop tôt dirigé la pointe du couteau en avant.
On serait averti de cet accident par une sensation particulière de
résistance et il faudrait retirer le couteau pour lui imprimer une
autre direction. Il est donc tout à fait important de maintenir l'instrument dans la direction initiale, car c'est là le seul moyen d'éviter des complications.

Telles sont les principales particularités opératoires qui peuvent
se rencontrer dans l'exécution du premier temps. Voyons maintenant celles qui sont relatives à l'excision de l'iris, et d'abord quelle
forme doit-on chercher à donner à la nouvelle pupille.

Forme à donner à la nouvelle pupille. — Dans l'iridectomie antiphlogistique on sait déjà que l'excision de l'iris doit être large et
aussi périphérique que possible. De Graefe, le premier, et tous les
auteurs, après lui, ont beaucoup insisté là-dessus ; mais, pour le dire
de suite, on ne remplit jamais aussi bien ces conditions que lorsque
l'incision scléro-cornéenne est faite avec le couteau droit. Quant à
la forme de la pupille elle-même, on comprend qu'on n'est pas
toujours maître de la choisir, parce qu'on est le plus souvent obligé
d'exciser toute la partie de l'iris qui fait prolapsus, et que la grandeur de cette partie dépend de circonstances impossibles à prévoir,
telles que les variations de la pression intra-oculaire, l'effet des
muscles et l'élasticité de l'iris. La forme de pupille typique, dite *en
trou de serrure,* est celle qui est représentée par la fig. 4. On voit

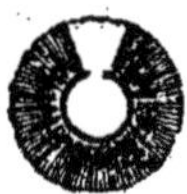

Fig. 4.

qu'ici la section porte principalement sur la périphérie ; les bouts du
sphincter sont bien rentrés, et le coloboma produit de cette manière, caché par la paupière supérieure, n'a, plus tard, aucun
nconvénient pour la vison. Aussi est-ce celui qu'on doit rechercher
dans l'extraction modifiée. Dans l'iridectomie simplement antiphlo-
gistiqúe la forme de pupille représentée par la fig. 5 est celle qu'on

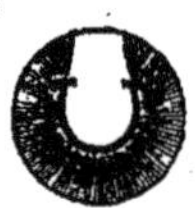
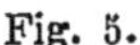
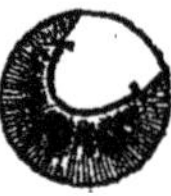

Fig. 5.   Fig. 6.

obtient le plus ordinairement, et on voit qu'elle remplit bien le but
désirable. La forme de la fig. 6 est celle qui résulte d'une section plus
irrégulière ou d'un léger enclavement d'une extrémité du sphincter.
Quoi qu'il en soit, ce à quoi il faut s'attacher, c'est à une excision
aussi périphérique que possible.

Quant à la pupille optique, on recommande géneralement de ne faire qu'une petite échancrure, tout juste ce qu'il faut pour crée une nouvelle voie aux rayons lumineux. Mais ce conseil, facile à suivre quand l'incision porte seulement sur la cornée, et qu'on peut alors limiter, par exemple, l'excisson de l'iris à son sphincter, ne l'est pas autant, je dois le reconnaître, quand on fait une section sclérotico-cornéenne avec le couteau droit. Alors, en effet, on est presque forcément obligé de couper l'iris à sa périphérie et, à part l'étendue, la pupille ressemble plus ou moins à une pupille antiphlogistique. C'est même là ce qu'on a reproché à ce procédé dans ces cas; mais je me suis déjà suffisamment expliqué là-dessus en parlant de l'iridectomie optique, pour n'avoir pas à y revenir ici.

Difficultés de l'excision de l'iris. — J'ai déjà dit qu'à moins d'être retenu par des adhérences, l'iris se présentait de lui-même à la plaie. C'est là le cas le plus ordinaire avec le mode d'incision périphérique que donne le couteau droit. Si ce prolapsus tardait à se montrer, un petit artifice permettrait le plus souvent de le provoquer : il consiste à appliquer sur la plaie une éponge imbibée d'eau froide. En même temps qu'elle étanche le peu de sang qu'il peut y avoir, on détermine ainsi une contraction particulière des fibres radiées de l'iris qui facilite son prolapsus. Il est rare que cette manœuvre ne réussisse pas ; mais on ne doit pas oublier alors qu'il faut dégager cette partie de l'iris avec beaucoup de douceur pour ne pas s'exposer à tirailler la zonule. Si, malgré tout, l'iris ne se présente pas à la plaie, il est nécessaire d'aller le chercher dans la chambre antérieure, en suivant les règles que j'ai indiquées.

On peut se trouver alors en face de difficultés toutes particulières qui tiennent à l'état de l'iris lui-même. Lorsque la pupille est simplement obstruée par des adhérences, on arrive généralement à saisir l'iris et à en entraîner une portion au dehors. Il peut se faire cependant que ces adhérences soient très-résistantes ; si l'on tire alors trop brusquement sur l'iris on s'expose à le détacher dans toute sa circonférence et à produire une iridodialysis complète. J'ai observé un cas de ce genre chez M. Wecker ; l'iris fut détaché ainsi à sa périphérie 'on put voir le lendemain les procès ciliaires ; mais le trouble des milieux ne permit pas d'explorer le fond de l'œil. Aucun accident ne s'en suivit du reste.

D'autres fois les difficultés sont dues aux altérations pathologiques, atrophie, induration, que le tissu iridien a subies. On a beau alors ouvrir les pinces et les serrer; on ne saisit que des parcelles de tissu qui cèdent à peine. On en est réduit à faire un véritable déchirement de l'iris, une *iridorrhexis*. Ce sont des cas pareils qui ont conduit M. Desmarres à ériger cette manœuvre en méthode; mais, en réalité, il n'y a pas là de quoi préconiser, comme procédé spécial, une opération qui n'est que le résultat de l'impossibilité où l'on est de pratiquer quelque chose de plus régulier. Il est plus vrai de dire qu'on fait alors ce qu'on peut; on déchire l'iris parce qu'il est impossible de l'attirer au dehors et l'on est bien heureux encore quand on parvient ainsi à créer tant bien que mal une nouvelle voie pour les rayons lumineux ou à obtenir une excision irrégulière qui ait cependant un effet antiphlogistique.

Il est des cas encore où l'on ne peut même pas faire le déchirement de l'iris. Cela se voit dans certaines iritis malignes, généralement sympathiques, où le tissu induré et gorgé de produits plastiques oppose une résistance invincible à tout instrument. C'est alors, ainsi que je l'ai déjà dit à propos de l'irido-choroïdite maligne, qu'on est quelquefois obligé de passer le couteau derrière l'iris lui-même, et d'opérer en même temps l'extraction du cristallin adhérent aux masses néoplasiques (de Graefe).

Enfin, nous avons vu qu'on éprouvait souvent les plus grandes difficultés à faire une excision convenable de l'iris dans certains cas d'irido-choroïdites consécutives à une extraction, surtout quand il y a derrière l'iris des masses vitreuses de nouvelle formation, des produits d'exsudation et des dépôts sur la capsule, le tout formant un diaphragme extrêmement épais. Il est vraiment impossible d'avoir alors un lambeau d'iris suffisant, et c'est pour cela que l'opération reste quelquefois sans résultat.

Hémorrhagies pendant l'opération. — Quel que soit le cas pour lequel on opère, l'excision de l'iris est généralement accompagnée d'une légère *hémorrhagie*; mais son abondance varie suivant l'état de l'iris lui-même. Quand l'œil a été plus ou moins longtemps enflammé, l'iris gorgé de sang donne lieu naturellement à une plus forte hémorrhagie ; mais il est rare que celle-ci soit assez abondante pour avoir des inconvénients sérieux. Une partie du sang s'écoule au dehors, l'autre reste dans la chambre antérieure, et il faut, autant que possible, chercher à l'en faire sortir. Pour cela on appuie légèrement le bord mousse de la curette de Daviel sur la lèvre postérieure de la plaie ; celle-ci s'entrebâille et le sang s'écoule avec une certaine quantité d'humeur aqueuse. On répète la manœuvre jusqu'à évacuation complète ; mais à la rigueur on pourrait en laisser une petite quantité qui se résorberait plus tard sans inconvénients.

Un autre genre d'hémorrhagie peut, du reste, se faire pendant l'opération. C'est celle qui a lieu après la section scléro-cornéenne, surtout lorsque celle-ci est très-périphérique et a intéressé le canal de Schlemm. Ordinairement insignifiante, elle peut présenter, dans quelques cas, une particularité assez curieuse, c'est de fuser dans le tissu cellulaire sous-conjonctival et de former tout autour du limbe cornéen, une sorte de cercle d'extravasation sanguine qui persiste plusieurs jours.

Soins consécutifs à l'opération.

L'opération étant terminée, il faut d'abord apporter un certain soin dans le nettoyage de la plaie. Pour cela on se sert de petites pinces à iris sans griffes, avec lesquelles on enlève les caillots de sang restés adhérents aux bords de l'incision et les particules de pigment irien qui peuvent être retenues entre les lèvres de la plaie. Puis, quand on s'est bien assuré de la rentrée des extrémités du sphincter de l'iris et de la coaptation parfaite de la plaie, on applique le *bandeau compressif*, formé de plumasseaux de charpie qui se moulent sur le globe de l'œil préalablement recouvert d'un petit linge et qu'on maintient à l'aide de plusieurs tours d'une bande de flanelle (1). Ce mode de pansement est excellent, parce qu'il assure mieux qu'aucun autre l'immobilité de l'œil et le repos complet de l'organe. D'habitude, toute douleur cesse après l'application

(1) Voir pour plus de détails sur le bandeau compressif :
1° De Graefe, Achiv fur Ophth., IX, 2, p. 111.
2° Meyer et de Montmeja, loc. cit.

de ce bandage. On l'enlève généralement après 24 heures. Si tout va bien alors, on peut se dispenser d'en continuer l'emploi; mais il faut, au contraire, le maintenir toutes les fois que la cicatrisation n'est pas parfaite ou que la plaie présente une légère tendance à l'ectasie. — Le premier pansement se fait 24 heures après l'opération. On lave les paupières avec de l'eau tiède pour les débarrasser des produits de sécrétion, et puis on les entr'ouvre légèrement pour inspecter l'état de l'œil.

On peut voir alors que dans l'immense majorité des cas, l'œil ne présente pas trace de réaction. La plaie est bien fermée; la réunion s'est faite par première intention. Elle n'est légèrement soulevée que quand l'incision était trop périphérique, ou bien qu'il y a eu enclavement d'un des sphincters, celui-ci ayant pour résultat d'entraver un peu la cicatrisation et de maintenir dans l'œil un léger état d'irritation. Il faut alors continuer l'emploi du bandeau compressif pendant 3 ou 4 jours et faire de fréquentes instillations d'atropine.

Généralement on instille dans l'œil, dès le premier pansement, une goutte de solution d'atropine pour dilater la pupille et empêcher que les coins du sphincter, fraîchement coupés, ne contractent des adhérences avec la capsule. On continue ces instillations les jours suivants, et on les répète alors jusqu'à 3 ou 4 fois dans la journée, pendant plusieurs semaines, suivant l'état de l'œil et la marche de la maladie.

Quand tout va bien, il n'est pas nécessaire de laisser l'opéré plus de 24 heures au lit et dans l'obscurité. A partir du 3e jour, il peut porter sur l'œil un petit bandeau flottant de soie noire, s'habituer progressivement au jour, et prendre, dès qu'il commence à sortir, des lunettes bleues pour adoucir l'intensité de la lumière.

Du reste, je dois faire remarquer ici que des soins très-rigoureux ne paraissent pas être plus nécessaires après qu'avant l'opération de l'iridectomie. Bien souvent j'ai vu des malades rentrer chez eux aussitôt après l'opération faite à la Clinique et revenir le lendemain sans présenter plus de réaction que ceux qui avaient gardé le lit ou la chambre, et cette bénignité constante des suites de l'opération est une preuve de plus en faveur de son innocuité absolue.

De quelques accidents qui peuvent survenir après l'opération. — Je rangerai sous ce titre quelques particularités que l'on observe à la suite de l'iridectomie. La première par ordre de fréquence est la production de petites hémorrhagies qui se forment dans la chambre antérieure, tantôt le lendemain, tantôt plusieurs jours après l'opération. Généralement peu abondantes, elles sont dues soit au tiraillement de l'iris dans la plaie, soit à la rupture de quelques vaisseaux de l'iris au niveau de l'excision. Elles peuvent se répéter à plusieurs reprises ; mais elles n'ont généralement pas d'inconvénients. Il n'en est pas de même de ces hémorrhagies qui se produisent dans le fond de l'œil lui-même, quand l'opération a été faite pour quelque irido-choroïdite ancienne avec ramollissement du globe, et qui tiennent à une rupture brusque de la tension interne. Ces hémorrhagies, qui sont très-rares à la vérité, peuvent alors devenir le point de départ d'une suppuration de l'œil.

Quant à l'inflammation de l'iris lui-même, j'ai déjà dit que cet accident était excessivement rare après l'iridectomie simple. Quelquefois cependant l'humeur aqueuse se trouble légèrement ; le dessin de l'iris perd de sa netteté. Il faut alors traiter cette légère iritisséreuse par des moyens appropriés et elle ne tardera à disparaître sans entraîner des conséquences plus fâcheuses.

Avantages du procédé par incision avec le couteau linéaire.

Les avantages que présente la substitution du couteau de Graefe au couteau lancéolaire dans l'exécution de l'iridectomie peuvent être divisés en plusieurs catégories que j'examinerai séparément.

Simplification instrumentale. — En premier lieu, c'est une modification instrumentale qui rentre complétement dans les principes de chirurgie d'après lesquels on doit, avant tout, chercher à se servir des instruments les plus simples. Or, personne ne contestera que, sous ce rapport, un bistouri étroit et effilé ne l'emporte de beaucoup sur un couteau plat et élargi. En outre, il est bien plus facile à manier, et il suffit, pour s'en convaincre, de considérer la manière dont l'un et l'autre agissent. Le couteau lancéolaire droit ou coudé est un instrument de forme conique, qui coupe par sa pointe d'abord, et puis par ses bords tranchants, à mesure qu'on l'enfonce dans la chambre antérieure. Il agit donc à peu près comme un coin qu'on pousserait à travers un tissu; cette action est toute d'ensemble et ne peut guère, au moment de la pénétration de la lame, être limitée, au gré de l'opérateur, à l'une ou à l'autre des parties de l'instrument. Le couteau droit, au contraire, agit comme un bistouri coupant par son tranchant sans trouver, grâce à sa forme effilée, la moindre résistance dans le tissu scléro-cornéen. C'est pour cela que le maniement de ce bistouri est bien plus facile que celui du couteau lancéolaire. L'opérateur, en effet, est bien plus maître de la direction qu'il veut donner à la pointe de l'instrument, quand celui-ci est droit et mince, que quand il est large et coudé, et cette direction peut ainsi rester toujours la même, depuis la ponction jusqu'à la contre-ponction.

Régularité de l'incision. — Par la même raison, on a une section beaucoup plus régulière. Avec le couteau lancéolaire, la section est forcément en biais ; de plus, son étendue est proportionnée à la largeur de l'instrument que l'on emploie, et il arrive parfois que l'on est obligé de l'agrandir ensuite, soit avec le bistouri boutonné, soit avec des ciseaux, ce qui complique l'opération. Avec le couteau droit, au contraire, on parvient aisément à pratiquer du premier coup et tout à fait à la périphérie, une incision aussi étendue qu'on le désire et qu'on n'est pas forcé de retoucher ensuite. La plaie se trouve ainsi placée tout entière dans le limbe scléro-cornéen, c'est-à-dire dans la partie la plus favorable pour la cicatrisation ; elle est en outre, grâce à la coaptation parfaite de ses bords, aussi régulière que possible.

Forme de la section. — Est-ce à dire que la section que l'on obtient ainsi soit tout à fait linéaire ? C'est là un point qui a été beaucoup discuté et qu'il vaut, en effet, la peine d'examiner. Pour que, dans une sphère, une section fût mathématiquement linéaire, il faudrait que la ponction et la contreponction se trouvassent exactement dans le méridien de la sphère, et que le plan du tranchant de l'instrument ne quittàtpas un instant le plan de ce méridien. Or, pareille chose n'est guère possible sur l'œil. Il n'y a donc pas, à la rigueur, d'incision linéaire. Mais on peut considérer comme telle, dit de Graefe, une incision dans laquelle les bords de la plaie livrés à eux-mêmes, se rapprochent et se réunissent le plus intimement possible, et c'est, ajoute-t-il, ce qu'on obtiendra, quand la ligne qui rejoint les deux angles de la plaie sera dans le plan du plus grand méridien. C'est en partant de ce principe qu'il chercha à appliquer ce mode de section dans le procédé d'extraction dont j'ai déjà parlé, mais il ne pouvait y arriver avec le couteau lancéolaire ordinaire, parce qu'il aurait fallu en diriger la pointe vers le centre de la sphère idéale de l'œil, (ce que la disposition des parties rend impossible) et c'est alors qu'il substitua à ce couteau le bistouri droit, agissant par ponction et contre-ponction. Ce qu'il voulait, c'était assurer ainsi au cristallin une sortie plus facile et rendre plus parfaite la coaptation des lèvres de la plaie, dont les bords se trouvent, de la sorte, très-rapprochés l'un de l'autre. Mais, dans ces cas, comme il est nécessaire que l'incision ait encore une certaine étendue, ce n'est pas, à proprement parler, une section linéaire, mais un véritable lambeau que l'on obtient. Dans l'iridee-tomie simple, au contraire, la section n'a généralement pas besoin d'être aussi grande. La ponction et la contre-ponction sont, par conséquent, beaucoup plus rapprochées, et, si l'on a soin de tourner le tranchant de l'instrument vers la surface de la cornée, de manière qu'il s'avance presque dans le sens du plus grand cercle qui réunit les deux angles de la plaie, on obtient ainsi une section que l'on peut regarder comme linéaire. Les fig. 7 et 8 rendent assez bien compte de la chose (1).

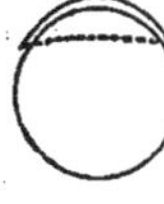

Fig. 7.

Incision faite avec le couteau
lancéolaire.

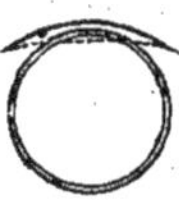

Fig. 8.

Incision faite d'après le nouveau procédé.

Mais là n'est pas le seul bon côté de cette forme d'incision. Au lieu de la section en biais que donne le couteau lancéolaire, on a, avec le couteau de de Graefe, une section beaucoup plus directe,

(1) Les figures que je reproduis ici sont empruntées les unes à la Clinique ophthalmologique de De Graefe, traduite par M. Meyer (Paris, 1867) et les autres à l'ouvrage de M. Wecker.

dont les ouvertures, interne et externe, sont beaucoup plus rapprochées. On peut s'en rendre compte d'après les figures ci-jointes.

Dans l'une (fig. 9), qui représente l'incision faite avec le couteau
lancéolaire, on voit quel trajet allongé elle décrit. Dans l'autre, au
contraire (fig. 10), on remarque que, tout en ayant sa lèvre externe
dans la sclérotique, la section a un parcours beaucoup plus direct à
travers les membranes de l'œil.

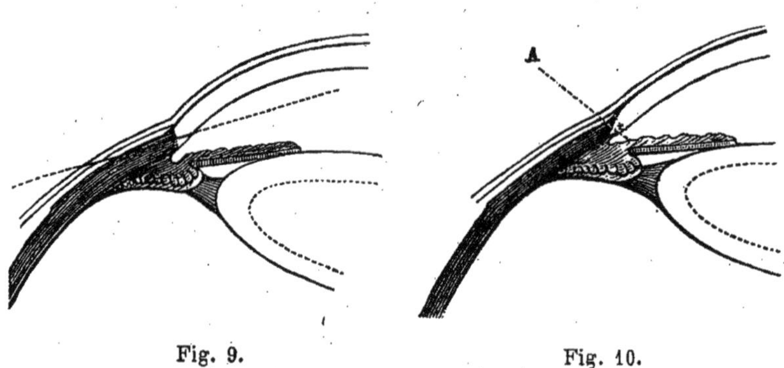

Fig. 9.   Fig. 10.

Hernie plus facile de la périphérie de l'iris. — Or, cette considération n'est pas à dédaigner quand on songe à la manière dont l'iris se
comporte dans les deux cas. On conçoit que dans le premier il ait
beaucoup moins de tendance à s'engager, par sa périphérie, dans
ce trajet sinueux, tandis que, dans le second, il se présentera naturellement à l'ouverture de la plaie, et ceci ne constitue pas un mince
avantage. D'une part, en effet, on est bien plus sûr de pouvoir exciser ainsi l'iris aussi périphériquement que possible, et l'on sait
l'importance de cette excision dans la pupille antiphlogistique. D'un
autre côté, l'iris se présentant ainsi de lui-même, il suffit de saisir
la partie qui fait hernie, de la dégager doucement et de la réséquer
ensuite. Il n'y a donc pas d'instrument à introduire de nouveau dans
la chambre antérieure pour aller à la recherche de l'iris; tout se
passe dès lors en dehors de l'œil, un seul instrument, le bistouri,
ayant eu besoin de pénétrer dans son intérieur.

Diminution des craintes d'accidents pendant le premier temps. — On sait que les dangers le plus à redouter pendant l'introduction du couteau lancéolaire sont la blessure de l'iris, laquelle serait, à la rigueur, bien peu grave, et surtout la blessure du cristallin. Il suffit de réfléchir un instant sur la manière dont se passent les choses pour voir combien il est souvent peu facile de se mettre à l'abri de ces accidents quand on se sert du couteau lancéolaire. L'introduction de cet instrument comprend, en effet, deux temps : dans le premier, on enfonce la pointe presque perpendiculairement à l'iris ; puis on la relève rapidement et on pousse la lame dans la chambre antérieure, en suivant le plan de l'iris. De cette façon, la pointe du couteau s'avance toujours forcément jusqu'au devant du champ pupillaire si on veut donner une certaine étendue à l'incision. On comprend dès lors que le cristallin étant refoulé en avant par la pression qui s'exerce derrière lui après l'issue d'une certaine quantité d'humeur aqueuse, on comprend, dis-je, comment il viendra heurter de lui-même contre la pointe de l'instrument et donner lieu par cette blessure à la formation d'une cataracte traumatique. Ce danger est surtout à craindre dans ces cas où la pression interne est tellement forte que l'iris est presque complétement repoussé contre la cornée et qu'il n'y a pour ainsi dire pas de chambre antérieure. On a alors toutes les peines du monde à enfoncer régulièrement le couteau, à opérer comme il convient le mouvement de redressement de la pointe, et, si on n'a pas une extrême habitude de l'opération, la blessure de l'iris et de la capsule seront très-facilement la conséquence de cette difficulté de la manœuvre. Reste à savoir si l'on peut éviter ces dangers avec le couteau droit. Or, ici, la théorie et l'expérience concourent à donner une réponse affirmative. Si l'on suit en effet les règles que j'ai indiquées et si l'on a soin de tenir constamment l'instrument tout près de la périphérie de l'iris, jamais la pointe du couteau n'aura à s'engager au devant de l'équateur du cristallin, et dès lors on ne pourra pas, quelle que soit la pression interne, courir le risque de blesser la capsule.

De même pour ces cas, dont j'ai déjà parlé, d'opacité presque complète de la cornée où il ne reste qu'une très-petite partie du tissu transparent par où l'on peut faire une pupille. On ne saurait alors se servir du couteau lancéolaire sans être exposé à l'enfoncer dans l'iris adhérent, ou, en voulant éviter précisément cet accident, à l'insinuer entre les lames de la cornée. Aussi ces cas étaient-ils jusqu'ici réputés inopérables, et on le conçoit. Mais, si l'on emploie le couteau droit, sa pointe pourra être conduite bien plus facilement entre l'iris et la cornée, et l'iridectomie deviendra dès lors praticable, ainsi que je l'ai maintes fois observé.

Tels sont donc les principaux avantages de la substitution du couteau droit au couteau lancéolaire. Voyons maintenant les *objections* qu'on lui adresse. Je ne m'arrêterai qu'aux plus importantes.

La première se rapporte à la difficulté qu'il y aurait à faire avec le couteau droit une pupille en n'importe quel point de la périphérie de l'iris. Oui, a-t-on dit, quand il s'agit de pratiquer l'iridectomie en haut ou en bas, le couteau droit peut être excellent; mais il n'en est plus ainsi quand on doit le porter en dedans et en bas, en dedans et en haut ou complétement en dedans. Le maniement de l'instrument est alors des plus incommodes. Tout d'abord, je répondrai que, sur 10 iridectomies, il y en a bien 8 au moins qui sont purement antiphlogistiques, et, comme celles-ci doivent être placées en haut, rien ne s'oppose dès lors à l'emploi du couteau linéaire dans ces cas. Quant à ces pupilles optiques, qui doivent être faites absolument en dedans ou en bas, je crois qu'elles sont également praticables de cette manière. Voici d'abord comment M. Wecker s'exprime à ce sujet (1) :

« Pour ces cas, je craignis un moment que le bistouri droit ne suffît pas et je crus qu'il faudrait de nouveau avoir recours aux instruments coudés, qui sont fort défectueux lorsqu'il s'agit d'un instrument mince et effilé. Heureusement, un petit artifice permet de se passer de ces instruments.

« Dans le cas où il faut pratiquer la pupille artificielle, dans un but optique, vers la moitié interne de la cornée, je fais subir au globe de l'œil une rotation telle que la partie de l'iris à exciser regarde, s'il s'agit du quart inféro-interne de cette membrane, pendant l'opération, directement en bas; lorsque la section doit tomber dans le quart supéro-interne, directement en haut. Ainsi, quand je dois exciser sur l'œil gauche une portion de l'iris située en dedans

(1) Wecker. Gazette hebdomadaire, n° 9, 1869.

et en bas, je place la pince à fixation, suivant la manière dont je veux incliner la pupille, en dedans et au dessus du diamètre horizontal, et je ramène, en poussant la pointe en bas, le point de fixation à la position de diamètre horizontal. Si je veux pratiquer une excision de l'iris sur le quart supéro-interne de l'œil droit, je me place derrière le malade, je saisis l'œil avec la pince à fixation en dedans et en bas du diamètre horizontal et je ramène de la quantité voulue le quart supéro-interne directement en haut et en plaçant le point de fixation dans un diamètre horizontal. »

Pour ma part, j'accepte pleinement cette manière de voir. Bien des fois, je me suis exercé, sur le cadavre, à faire, avec le couteau de de Graefe, des sections dans toutes les parties périphériques de la cornée, et constamment j'ai pu obtenir ce que je désirais. Tout l'artifice repose sur le mouvement de rotation que l'on doit faire subir à l'œil. Celui-ci étant parfaitement mobile dans certaines limites, il est toujours possible de ramener dans le point convenable la partie de la cornée que l'on veut sectionner. Il est des cas, cependant, où la chose est réellement difficile ; mais cela tient à des dispositions anatomiques toutes particulières, comme, par exemple, lorsque les yeux sont profondément enfoncés dans l'orbite et que les arcades sourcilière et nasale sont assez proéminentes pour gêner l'opérateur. Mais alors on se trouverait toujours en face de semblables difficultés, lors même qu'on se servirait du couteau lancéolaire.

La seconde objection est relative au mode de cicatrisation de la plaie. De Graefe (*Archiv. für ophth.*, Bd. xiv, A, 3, S. 147), s'opposant, comme je l'ai dit, à ce qu'on exécute l'incision de la cornée avec le couteau linéaire, dans le cas où la pression intra-oculaire est fort exagérée, donne pour raison qu'il craint, en pareil cas, la rupture de la zone de Zinn et une cicatrice cystoïde par enclavement de l'iris dans les angles de la plaie. Le fait n'est certainement pas contestable dans quelques cas, et, pour ma part, j'ai noté plusieurs fois cette cicatrisation à la suite de l'iridectomie faite ainsi dans le glaucome. Mais encore faut-il ici établir une distinction essentielle. Si l'on veut parler de ces cicatrisations complétement cystoïdes qui résultent de l'enclavement de l'iris, je crois que ce défaut n'est pas plus imputable à l'incision faite avec le couteau linéaire qu'à tout autre procédé ; car il est tout aussi facile d'obtenir ainsi une réduction complète des extrémités du sphincter. Toute la question est là, en effet; et si, après l'incision pratiquée avec le couteau lancéolaire, on ne s'attache pas à opérer exactement cette réduction, on a tout autant de chances d'avoir une cicatrice vicieuse.

En ayant soin, du reste, de pratiquer l'incision linéaire d'après les règles que j'ai indiquées, c'est-à-dire tout juste dans les limites du limbe scléro-cornéen et non pas au-delà, on arrivera généralement à avoir une cicatrice régulière. Quant à ce léger soulèvement ectatique que l'on observe souvent lorsque la pression intra-oculaire est très-forte et qu'elle continue à s'exercer après l'opération sur les bords de la plaie, il est certain qu'il est plus commun après la section linéaire. Mais on sait aussi que bien des auteurs tendent aujourd'hui volontiers à regarder ce mode de cicatrisation, lorsqu'elle ne dépasse pas certaines limites, comme étant plutôt favorable qu'autre chose, en ce qu'elle constitue une sorte de *voie de filtration* pour les liquides de l'œil, et dès lors l'objection perdrait beaucoup de sa valeur. La question est cependant trop nouvelle et trop peu étudiée pour qu'on puisse se prononcer encore d'une façon absolue, et l'on est parconséquent obligé de tenir compte jusqu'à un certain point de l'objection qui a été faite à ce sujet.

Quoi qu'il en soit, le procédé dont je m'occupe ici n'en conserve pas moins tous ses avantages : facilité d'exécution et diminution des accidents qui peuvent se présenter, tels sont ces principaux, et à mesure qu'on l'aura expérimenté dans un plus grand nombre de cas, je ne doute pas que tout le monde ne vienne à reconnaître la supériorité qu'il offre sur tous ceux qui ont été jusqu'ici employés.

TABLE DES MATIÈRES

Paris. A. Parent, imprimeur de la Faculté de Médecine, rue Mᵣ-le-Prince, 31.

Annales d'oculistique, par M. E. Warlomont, rédacteur et directeur gérant. Se publient par livraisons mensuelles qui forment chaque année 2 vol. Prix de l'année. 20 fr.

BOISSEAU, médecin-major, professeur agrégé à l'École du Val-de Grâce. **Des maladies simulées et des moyens de les reconnaître.** 1870. 1 vol. in-8 de 510 pages, avec 15 figures. Prix. 7 fr.

CAILLET. **Des ruptures isolées de la choroïde.** 1869, in-4, 2 planches dont une chromo-lithographiée. 2 fr. 50

GALEZOWSKI (X.). **Traité des maladies des yeux** Paris, 1870, 1 vol. grand in-8 d'environ 900 pages avec 350 figures. 18 fr.

— **Du diagnostic des maladies des yeux par la chromatoscopie rétinienne,** précédé d'une étude sur les lois physiques et physiologiques des couleurs, avec 31 figures, une échelle chromatique comprenant 44 teintes, et cinq échelles typographiques tirées en noir et en couleurs. Paris, 1868, 1 vol. in-8. 7 fr.

GRAEFE. **Clinique ophthalmologique,** par A de Graefe, professeur à la Faculté de médecine de l'Université de Berlin. Édition française publiée avec le concours de l'auteur, par le docteur Ed. Meyer. Paris, 1867, in-8, avec 21 fig. 8 fr.

LAQUEUR. **Étude sur les affections symp_thiques de l'œil.** Paris, 1869. 1 fr. 25

GAUJOT et SPILLMANN. **Arsenal de la Chirurgie contemporaine française et étrangère.** Appareils et instruments en usage pour le diagnostic et la thérapeutique médico-chirurgicale par Gaujot et Spillmann, professeurs agrégés à l'école impériale de médecine militaire du Val-de-Grâce. 2 vol. in-8, avec 1000 figures. Prix de chaque volume. 12 fr.

GIRAUD-TEULON. **Leçons sur le strabisme et la diplopie,** pathogénie et thérapeutique. Paris, 1863, in-8, x-220 pages avec 5 fig. 4 fr.

MARTIN (E.). **Atlas d'ophthalmoscopie,** accompagné de considérations générales sur les altérations profondes de l'œil, visibles à l'ophthalmoscope, de tableau synoptiques résumés, d'une échelle typographique et d'une table logarithmique pour la mesure des angles visuels. Paris, 1866, in-4, 40 fig dessinées et coloriées d'après nature. 12 fr.

MOUCHOT. **Essai sur la rétinite pigmentaire.** Paris, 1866, in-8, 69 pages, avec 2 pl., dont une chromo-lithographiée. 3 fr.

PLICQUE. **Étude sur le mécanisme des mouvements intra-oculaires et théorie de l'accommodation.** Paris, 1868, grand in-8. 2 fr. 50

ROBIN (Ch.). **Mémoire contenant la description anatomo-pathologique des diverses espèces de cataractes capsulaires et lenticulaires.** Paris, 1859, in-4. 2 fr.

SÉDILLOT et LEGOUEST. **Traité de Médecine opératoire, bandage et appareils.** 4e édition avec figures intercalées dans le texte. Paris, 1870, 2 vol. in-8. 20 fr.

SICHEL. **Iconographie ophthalmologique,** ou description avec figures coloriées des maladies de l'organe de la vue, comprenant l'anatomie pathologique, la pathologie et la thérapeutique médico-chirurgicales, 1852 1859. *Ouvrage complet.* 2 vol. grand in-4. dont 1 volume de 840 pages de texte, et 1 volume de 80 planches dessinées d'après nature, gravées et coloriées, accompagnées d'un texte descriptif. 172 fr.

Demi-reliure des deux volumes, dos de maroquin. 15 fr.

WOILLEZ. **Dictionnaire de diagnostic médical,** comprenant le diagnostic raisonné de chaque maladie, leurs signes, les méthodes d'exploration et l'étude du diagnostic par organe et par région, par E.-J. Woillez, médecin des hôpitaux de Paris. *Deuxième édition,* présentant l'exposé des travaux les plus récents. Paris, 1870, grand in-8 de 1114 pages avec 310 fig. 16 fr.

9 782014 072099